Pflege von LGBTQ+-Personen

Pflege von LGBTQ+-Personen

Tyler Traister

Tyler Traister

Pflege von LGBTQ+-Personen

Wie man eine diversitätssensible und inklusive pflegerische Versorgung ermöglicht

Aus dem Amerikanischen von
Elisabeth Brock

Deutschsprachige Ausgabe bearbeitet und herausgegeben von Andreas Pfister, Kathrin Kürsten und Roland Brühe

Ausgezeichnet mit dem American Journal of Nursing, Book of the Year Award 2022

hogrefe

Prof. Tyler Traister. DNP, RN-BC, CHPN, OCN, CNE, CTN-A
Assistant Professor of Nursing at Quinnipiac University, Director of Accelerated Nursing Program, Hamden, Connecticut, USA.
E-Mail: Tyler.Traister@quinnipiac.edu
Web: www.qu.edu/faculty-and-staff/tyler-traister/

Prof. Dr. Andreas Pfister (Dt. Hrsg.), Professor für Public Health, Co-Leiter Institut für Public Health, Departement Gesundheit, ZHAW Zürcher Hochschule für Angewandte Wissenschaften, Katharina-Sulzer-Platz 9, Postfach, CH-8401 Winterthur.
E-Mail: andreas.pfister@zhaw.ch
Web: https://www.zhaw.ch/de/ueber-uns/person/pand/
ORCID: https://orcid.org/0000-0002-9242-8260

Prof. Dr. Roland Brühe (Dt. Hrsg.). Professor für Pflegepädagogik, Katholische Hochschule Nordrhein-Westfalen Abteilung Köln, Fachbereich Gesundheitswesen, Wörthstr. 10, DE-50668 Köln
Telefon: 0221/7757-620; E-Mail: r.bruehe@katho-nrw.de; Twitter: @rbruehe

Dr. rer. cur. Kathrin Kürsten (Dt. Hrsg.). Altenpflegefachkraft, Pflegemanagerin (M.A.), aktuell Lehrkraft für besondere Aufgaben im Fachbereich Gesundheit an der Katholischen Hochschule Nordrhein-Westfalen, Abteilung Köln.
E-Mail: k.kuersten@katho-nrw.de
Web: https://katho-nrw.de/kuersten-kathrin-ma#:~:text=Die%20katho%20als%20Arbeitgeber%20...%20Dr.
ORCID: https://orcid.org/0009-0001-4164-3796

Bibliografische Information der Deutschen Nationalbibliothek
Die Deutsche Nationalbibliothek verzeichnet diese Publikation in der Deutschen Nationalbibliografie; detaillierte bibliografische Daten sind im Internet über http://www.dnb.de abrufbar.

Anregungen und Zuschriften bitte an:
Hogrefe AG
Lektorat Pflege
z.Hd. Jürgen Georg
Länggass-Strasse 76
3012 Bern
Schweiz
Tel. +41 31 300 45 00
info@hogrefe.ch
www.hogrefe.ch

Lektorat: Jürgen Georg, Alissa Leuthold
Redaktionelle Bearbeitung: Martina Kasper
Herstellung: René Tschirren
Umschlagabbildung: Cla Gleiser, Thalwil
Umschlaggestaltung: Hogrefe AG, Bern
Satz: punktgenau GmbH, Bühl
Druck und buchbinderische Verarbeitung: Multiprint Ltd., Kostinbrod
Printed in Bulgaria

Das vorliegende Buch ist eine Übersetzung aus dem amerikanischen Englisch. Der Originaltitel lautet „Fast Facts about LGBTQ+ Care for Nurses" von Tyler Traister.

1. Auflage 2025

(E-Book-ISBN_PDF 978-3-456-96329-7)
(E-Book-ISBN_EPUB 978-3-456-76329-3)
ISBN 978-3-456-86329-0
https://doi.org/10.1024/86329-000

Inhaltsverzeichnis

Dank

Für alle, die mich von Anfang an auf meinem Weg begleitet haben und alle, die später dazu gestoßen sind – seht her, was wir geschafft haben.

An die queeren Menschen der Welt – dieses Buch ist für euch. Von Marsha P. Johnson angefangen bis zur queeren Jugend von heute – ihr inspiriert mich, für eine bessere Welt zu arbeiten, eine Welt, in der wir angstfrei leben und lieben können.

Mein besonderer Dank gilt Craig, meinem Mann, sowie unseren beiden Hunden, Jackson und Dodge; ohne deren unerschöpfliche Liebe und Unterstützung, deren Haare und Flusen wäre dieses Buch nicht möglich gewesen.

Schließlich möchte ich Rachel Landes würdigen, die bei Springer Publishing für die Akquise zuständig ist. Sie hat mich nach einer Konferenzpräsentation angesprochen und mir die wunderbare Möglichkeit eröffnet, diesen Text zu verfassen. Danke für die Unterstützung, Geduld und Führung durch dieses Unterfangen.

Geleitwort der Herausgeber:innen

Pflege ist unabdingbar mit der Achtung der Menschenrechte verbunden (u.a. International Council of Nurses, ICN). Doch was bedeutet dies konkret, wenn es um die Pflege und gesundheitliche Versorgung von lesbischen, schwulen (engl. „gay"), bisexuellen, trans und queeren Personen – kurz „LGBTQ+-Personen" – geht? Bis vor Kurzem gab es hierzu noch wenige leicht verständliche, kompakte und zugleich direkt für die Praxis nutzbare Handreichungen. Dies änderte sich unter anderem durch das Erscheinen des Fachbuchs „Fast Facts about LGBTQ+ Care for Nurses" im Jahr 2022, geschrieben von dem US-amerikanischen Pflegeprofessor Tyler Traister. Seine Antwort: Diversitätssensible und inklusive Pflege von LGBTQ+-Personen beinhaltet eine informierte, offene, interessierte, mitunter auch fragende (anstatt wissende) Haltung der Professionellen LGBTQ+-Personen gegenüber. Über alle Settings und entlang der gesamten Versorgungskette hinweg ist es wesentlich, dass unterschiedliche Qualifikationsniveaus in der Pflege und involvierter Gesundheitsberufe ein gemeinsames Verständnis für die Bedarfe und Bedürfnisse von LGBTQ+-Personen und ihrem Umfeld haben und dieses Wissen auch tatsächlich in pflegerisches Handeln und die Gestaltung organisationaler Strukturen und Prozesse umsetzen. Uns allen ist klar: Das ist anspruchsvoll und schwierig, angesichts wenig bekannter (Fach-)Begriffe, Fachkräftemangel, begrenzter finanzieller Ressourcen, gesellschaftlicher Multikrisen und kontroverser gesellschaftlicher Diskurse rund um sexuelle und geschlechtliche Vielfalt. Es ist aber nicht minder nötig und wichtig, soll eine tatsächliche soziale und gesundheitliche Gleichstellung von LGBTQ+-Personen auch wirklich erreicht werden.

Das Werk „Fast Facts about LGBTQ+ Care for Nurses" (dt. „Pflege von LGBTQ+-Personen") stellt einen wichtigen Schritt dar, um Lücken im Wissen über die spezifischen Gesundheitsbedürfnisse und gesundheitliche Ungleichheiten, mit denen LGBTQ+-Personen konfrontiert sind, zu schließen und eine diversitätssensible und inklusive Pflege international weiter zu etablieren. Nachdem das Werk bereits im englischsprachigen Raum beachtliche Aufmerksamkeit erhalten hat, liegt es nun dank der Initiative von Jürgen Georg, Programmleiter Pflege des Hogrefe Verlages, und Prof. Dr. André Fringer (ZHAW) auch in deutscher Übersetzung durch Elisabeth Brock vor. Das Buch ist als Ressource für Pflege- und Gesundheitsfachpersonen gedacht. Es vermittelt praktisches Wissen und klärt Begriffe für die Schaffung eines inklusiven und respektvollen Pflegeumfeldes für LGBTQ+-Personen in ambulanten und stationären Settings. Dabei schafft Tyler Traister den Spagat zwischen einer spezifischen Betrachtung von LGBTQ+-Personen, einer an ihnen diversitätssensibel ausgerichteten Pflege und einer intersektionalen Sichtweise. Wie andere Menschen sind LGBTQ+-Personen nie nur lesbisch, schwul, bisexuell, queer, trans oder non-binär. Und es ist auch nicht so, dass LGBTQ+-Personen vorwiegend – und vorwiegend spezifische – gesundheitliche Probleme hätten und der Blick ausschließlich auf deren Probleme und Defizite zu richten wäre (im angloamerikanischen Diskurs kritisch unter „victim trope" diskutiert). Vielmehr zeigt Traister mit seinem Werk differenziert auf, wie neben den Dimensionen „sexuelle Orientierung" und „Geschlechtsidentität" auch psychosoziale Ressourcen von LGBTQ+-Personen, weitere Diversitätsdimensionen (Ethnizität, „race", Alter, sozioökonomischer Status etc.) und generell deren soziale Lage differenziert im ganzen Pflegeprozess und Gesundheitswesen berücksichtigt werden müssen. Dies um eine plakative mitunter gar stigmatisierende und diskriminierende Behandlung von LGBTQ+-Personen zu vermeiden. Durch die Darstellung von Best Practices, klaren Kommunikationsstrategien und durchdachten Pflegeansätzen kann dieses Buch eine zentrale Rolle spielen, um die Qualität und Sicherheit einer konsequent personenzentrierten Pflege zu verbessern. Dies in allen Kontexten der Pflege und des Gesundheitswesens (Regelstrukturen), wie auch in LGBTQ+-spezialisierten Gesundheitszentren.

Die Übersetzung und Übertragung eines Buches, das für den US-amerikanischen Pflegekontext geschrieben wurde, auf andere soziokulturelle, sprachliche und nationale Kontexte stellt eine Herausforderung dar. Beim Lesen wird deutlich, in welch vielfältigen Handlungsfeldern Pflegefachpersonen in den USA tätig sind – im Unterschied zu der Situation in Deutschland, der Schweiz und Österreich. Die illustrierenden Beispiele, die den theoretischen und konzeptuellen Ausführungen folgen, sind vor diesem Hintergrund zu lesen und einzuordnen. Die Herausgeber:innen haben sich entschieden, nur minimale Anpassungen oder Ergänzungen vorzunehmen, so dass das Originalwerk seine Wirkung entfalten kann und gleichzeitig einzelne (Fach-)Begriffe den Sprachgewohnheiten im Deutschen entsprechen. Bei einem Buch zur Pflege von LGBTQ+-Personen für den deutschsprachigen Bereich ist es darüber hinaus zwingend notwendig, auf das vorhandene Wissen zur gesundheitlichen Situation von LGBTQ+-Personen in der Schweiz sowie auf die Auswirkung der Kriminalisierung durch den § 175 Strafgesetzbuch in Deutschland einzugehen. Hierzu wurden ergänzende Texte eingefügt.

Die Herausgeber:innen dieses Buches möchten zuletzt dazu einladen, dieses Buch nicht nur als Informationsquelle zu nutzen, sondern auch als Leitfaden, der zur Reflexion und Weiterentwicklung der eigenen Praxis anregt. Das Buch sollte neben der Integration in die grundständische Pflegeausbildung als Standardlektüre auf jeder Station und in jeder Pflegeeinheit im Gesundheitswesen etabliert werden, um eine inklusive, gerechte und respektvolle Gesundheitsversorgung zu ermöglichen.

Winterthur und Köln, Mai 2024
Andreas Pfister, Kathrin Kürsten und Roland Brühe

Vorwort

Ich habe dieses Buch geschrieben, um Pflegefachpersonen aus allen Praxisbereichen und aller Erfahrungslevel das für die gesundheitliche Versorgung der LGBTQ-Population erforderliche Wissen und Verständnis zu vermitteln. Als erstes Werk zu diesem Thema bietet es beruflich Pflegenden prägnante und pragmatische Informationen, damit sie kulturkompetent und inklusiv arbeiten können.

Für LGBTQ-Menschen und andere geschlechtliche Minderheiten ist der Zugang zu Gesundheitsversorgung mit außergewöhnlichen Herausforderungen und Hindernissen verbunden, weshalb es um ihre Gesundheit oft nicht gut bestellt ist. Alle einschlägigen Studien haben belegt, dass sie gesundheitlich stärker gefährdet sind als andere Gruppen und ihr Gesundheitszustand mangelhaft ist. Das hat mit ihrer Angst vor oder ihrem Misstrauen gegenüber Gesundheitsdienstleister:innen zu tun, z.B. mit Pflegefachpersonen, die sie in der Vergangenheit diskriminiert oder ihnen Versorgung und Akzeptanz verweigert haben, was wiederum systemische gesundheitliche Ungleichheiten ausgelöst hat. Pflegelehrbücher und Pflegebildung richten den Fokus vor allem auf cis-gender und heteronormative Bevölkerungsgruppen – weshalb Pflegefachpersonen die für die Versorgung dieser diversen Population erforderlichen Kenntnissen und Informationen fehlen.

Im Teil I werden grundlegende Aspekte der Pflege von LGBTQ-Menschen erläutert, er enthält Definitionen und Terminologie, vermittelt die Grundlagen diversitätssensibler Pflege und ein tieferes Verständnis von Sexualität und Gender/Geschlecht, während im Teil II Hintergrund und Kontext der Gesundheit von LGBTQ-Menschen und deren gesundheitliche Ungleichheiten darstellt werden.

Im Teil III steht die pflegerische Versorgung dieser Population im Mittelpunkt. Kapitel 9 leitet Pflegende an, sich selbst besser kennenzulernen und die eigenen Vorurteile wahrzunehmen; hier wird das Fundament für eine diversitätssensible Pflege gelegt. In den folgenden Kapiteln geht es um wichtige Aspekte der gesundheitlichen Versorgung von Patient:innen, die sich als LGBTQ-Menschen bezeichnen und die Frage, wie Pflegefachpersonen sie auf ihrem Lebensweg begleiten können. Kapitel 13 und 14 bieten einen Überblick über Transgender-Gesundheit und die Betreuung dieser speziellen Personengruppe. In jedem Kapitel sorgen Fallbeispiele für ein besseres Verständnis der Thematik und es wird gezeigt, wie die Kenntnisse im klinischen Alltag angewandt werden.

Im Teil IV werden Ressourcen genannt und geprüft, die Pflegefachpersonen und Gesundheitsorganisationen für die Betreuung von LGBTQ-Menschen zur Verfügung stehen. Kapitel 16 erklärt, wie die erste Begegnung oft die Weichen stellt für eine positive Erfahrung und wie die Gestaltung einer einladenden, freundlichen und inklusiven Umgebung gelingt. Im Kapitel 17 geht es um die Auswirkungen von Richtlinien und Rechtsfragen auf die LGBTQ-Population. Es enthält praktische Tipps und Anleitungen, damit Pflegefachpersonen ihr Aufgabengebiet auf die Schaffung einer inklusiven Umgebung, inklusiver Lehrpläne und inklusiver Gesundheitseinrichtungen ausweiten können.

Das vorliegende Werk ist ein kompaktes Handbuch für Pflegeberufe. Die Informationen sind für klinisch tätige wie für hochqualifizierte Pflegefachpersonen in leitenden Positionen, ja selbst für Mitglieder des Vorstands und der Geschäftsführung der Gesundheitseinrichtung relevant. Ich hoffe, dass dieser Text Pflegefachpersonen sämtliche Informationen bietet, die sie für die Versorgung der LGBTQ-Population benötigen, und dass er hilft, Pflege und Gesundheitsversorgung über Heteronormativität und über die binäre Geschlechterordnung hinaus zu öffnen. Gemeinsam können wir eine Profession schaffen, die alle Menschen unter dem Regenbogen willkommen heißt und eine gesündere, tolerantere Welt für alle bedeuten wird.

Tyler Traister

Teil I:

LGBTQ verstehen

1 LGBTQ – das ABC

LGBTQ-Communitys werden mit vielen verschiedenen Begriffen und Buchstabenfolgen beschrieben. Beschäftigen sich Außenstehende damit, fühlen sie sich von den Bezeichnungen oft überfordert; sie werden als akademisch oder für die Allgemeinheit unverständlich empfunden. Die Buchstaben sollen einer Gruppe Identität verleihen, die bislang einfach „Homosexuelle" genannt wurde. Das Akronym ist zwar ausdrücklich inklusiv gemeint, kann aber auch einengend sein. Wenn in diesem Werk das Akronym LGBTQ verwendet wird, bedeutet das keineswegs, dass dies die endgültige Kennzeichnung dieser Population ist.

In diesem Kapitel erfahren Sie:

- wie die einzelnen LGBTQ-Begriffe definiert und
- wie sie verwendet werden.

1.1 LGBTQ – Erklärung des Akronyms

Die Art, wie über LGBTQ-Menschen gesprochen wird, verändert und erweitert sich fortlaufend. „LGBT" wurde Ende des 20. Jahrhunderts populär. Das „Q" kam um die Jahrtausendwende dazu und wurde zunehmend häufiger verwendet. Es gibt zahlreiche Varianten dieses Akronyms; einige davon sind vor allem in bestimmten Kreisen beliebt geworden. Es ist wohl so, dass neue Begriffe auftauchen, während sich zugleich vergessene oder ungebräuchliche Begriffe wieder etablieren und Bezeichnungen, die einst als herabsetzend galten, neu bewertet und alltäglich werden.

Für Pflegefachpersonen ist es grundsätzlich wichtig zu wissen, wie sich LGBTQ-Personen sprachlich selbst definieren. Der Gebrauch des Wortes „queer" ist ein Beispiel für diese Entwicklung. Einst eine Beleidigung, haben viele das Wort einer Neubewertung unterzogen, um damit ihre sexuelle Identität oder Geschlechtsidentität zu beschreiben. Pflegefachpersonen müssen sich bewusst machen, dass sich die eine Person vielleicht gern als schwul, lesbisch oder queer bezeichnet, während eine andere das Wort aufgrund seiner Geschichte meidet oder ablehnt. LGBTQ-Personen verfügen heute über ein umfangreiches Vokabular, mit dem sie ihre Geschlechtsidentität und sexuelle Orientierung in Worte fassen können. Für manche Pflegefachpersonen und Gesundheitsdienstleister:innen können diese Worte und Begriffe ungewohnt sein.

Fast Facts

Wenn Pflegefachpersonen nachfragen, um die Terminologie, Abkürzungen und Akronyme, die mit LGBTQ-Menschen zu tun haben, zu erlernen und zu verstehen, können sie sich ihrer Vorurteile oder Voreingenommenheit bewusstwerden und dann diversitätssensibler pflegen.

In der professionellen Pflege und Gesundheitsversorgung begegnet man nicht selten Menschen aus der LGBTQ-Community, die als *sexuelle Minoritäten und Gender-Minoritäten* bezeichnet werden. Liefert die Forschung Daten über LGBTQ-Personen, wird oft von sexueller Orientierung und Gender-Identität oder Geschlechtsidentität (*gender*) gesprochen. Im öffentlichen Gesundheitswesen ist manchmal von MSM (Männer, die Sex mit Männern haben) und FSF (Frauen, die Sex mit Frauen haben) die Rede, wenn die sexuellen Gewohnheiten einer Person erfasst werden sollen, ohne auf ihre sexuelle Orientierung zu verweisen. Wenn wir Pflegefachpersonen diese Akronyme und Begriffe kennen, fällt es uns leichter, unsere Patient:innen zu verstehen, uns mit LGBTQ-Menschen zu verbünden und mit ihnen ins Gespräch zu kommen (**Kasten 1-1**). Die Bereitschaft zuzuhören ist der erste Schritt, um zu erfahren, wer sie als Individuen sind – das ist das Allerwichtigste.

1.2 LGBTQ – Begriffe und Definitionen

Im Folgenden werden die LGBTQ-Begriffe und -Definitionen geklärt (BigEagle, 2023; Echte Vielfalt, 2020; GLAAD, 2024; HRC, 2023; Jeitziner, 2024; PFLAG, 2024; Queer Lexikon, 2024; Sauer, 2018; UC Davis Health, 2024).
a-gender (Adj.): Beschreibt eine Person, die sich mit keiner Geschlechtsidentität identifiziert.

Ally (Subst.): Eine Person, die sich nicht als LGBTQ bezeichnet, sich jedoch mit der queeren Community verbündet und für deren Rechte einsetzt.

androgyn (Adj.): Wird zur Beschreibung einer Person verwendet, die sich weder eindeutig als Mann noch eindeutig als Frau identifiziert oder präsentiert.

a-romantisch (Adj.): Eine romantische Orientierung, meist gekennzeichnet durch das Fehlen einer romantischen Anziehung oder des Wunschs nach einer Liebesbeziehung.

asexuell (Adj.): Wird zur Beschreibung von Personen verwendet, die keine sexuelle Anziehung verspüren oder keinen Wunsch nach Sex haben. Viele fühlen sich platonisch oder emotional zu Menschen aus dem gesamten Spektrum sexueller Orientierungen hingezogen. Asexualität unterscheidet sich vom Zölibat, das sexuelle Enthaltsamkeit impliziert. Auch *Ace* oder *Ace Community* (Menschen des asexuellen Spektrums, Anm. d. Übers).

bevorzugte Pronomen (Adj.): Das Personalpronomen oder Set an Pronomen, das eine Person selbst verwendet und von dem sie wünscht, dass andere es verwenden, wenn sie mit ihr oder über sie sprechen. (Kann unter anderem Variationen von „er/ihn", „sie/ihr" in Form von „sier" und „en" beinhalten oder anstelle des Englischen "they/their/theirs" ein „dey" in der deutschen Sprache.) Inzwischen wird der Begriff in LGBTQ-Kreisen eher gemieden, weil er den Gedanken nahelegt, die eigene Geschlechtsidentität sei wählbar, nicht angeboren. Im direkten Personenkontakt ist es empfehlenswert sich an der Präferenz der jeweiligen Person zu orientieren (Jeitziner, 2024).

binäres System (Subst.): Etwas, das zwei gegensätzliche Teile enthält; binäre Systeme werden oft ganz selbstverständlich übernommen, obwohl es zahlreiche andere Möglichkeiten gibt. Gender (Mann/Frau) und biologisches Geschlecht (männlich/weiblich) sind Beispiele für binäre Systeme, die in unserer Kultur oft perpetuiert werden.

biologisches Geschlecht (Subst.): Medizinische Klassifizierung, die sich auf anatomische, physiologische, genetische oder körperliche Attribute bezieht, die bestimmen, ob einem Kind bei der Geburt eine männliche, weibliche oder intergeschlechtliche Identität zugewiesen wird. Das biologische Geschlecht (engl. „Sex") wird oft mit dem Begriff „Gender" verwechselt oder vertauscht. Mit Gender werden die persönliche Identität und soziale Faktoren erfasst, die nicht notwendigerweise vom biologischen Geschlecht bestimmt sind. *S. Gender.*

cis-gender (Adj.): Bezeichnet eine Person, deren Geschlechtsidentität (*die an späterer Stelle dieses Abschnitts definiert wird*) mit dem ihr bei der Geburt zugewiesenen Geschlecht übereinstimmt.

Cis-Sexismus (Subst.): Ein System von Diskriminierung und Exklusion, das Menschen unterdrückt, deren Geschlechtsidentität und/oder Geschlechtsexpression nicht den normativen sozialen Konstrukten entspricht. Das System beruht auf der Überzeugung, dass es nur zwei Geschlechter gibt und geben sollte – nämlich das eine oder andere bei der Geburt zugewiesene Geschlecht.

Coming-out (Subst.): Ein lebenslanger Prozess der Selbstakzeptanz und der Mitteilung der eigenen queeren Identität gegenüber anderen Personen. Das kann bedeuten, dass sich Betroffene nur einer einzigen Person des Vertrauens gegenüber öffnen oder sich allgemein zugänglich, etwa durch Postings in den Sozialen Medien, dazu äußern.

demisexuell (Adj.): Wird zur Beschreibung von Personen verwendet, die sich nur von Menschen sexuell angezogen fühlen, zu denen bereits eine emotionale Beziehung besteht. Sie werden oft dem asexuellen Spektrum zugeordnet.

drittes Geschlecht (Subst.): Eine Geschlechtsidentität, die weder männlich noch weiblich ist, jenseits der Vorstellung eines linearen Spektrums zwischen den beiden Geschlechtern. Manchmal ein unbestimmter Sammelbegriff oder eine Kategorie in Gesellschaften, Staaten oder Ländern, die außer männlich und weiblich noch andere Geschlechter rechtlich anerkennen.

Gender (Subst.): Ein Set sozialer, physischer, psychischer und emotionaler Eigenschaften, oft beeinflusst von gesellschaftlichen Erwartungen, die ein Individuum als feminin, maskulin, androgyn oder sonst wie klassifizieren. Je nach Kultur werden diese Eigenschaften mit anderen Worten bezeichnet und werden ihnen andere Qualitäten zugeschrieben. (Im Deutschen ist mit dem Wort „Geschlecht" das biologische *und* das soziale Geschlecht gemeint, während es im Englischen dafür zwei Begriffe gibt: *sex* für das biologische und *gender* für das soziale Geschlecht. Anm. d. Übers.)

gender-fluid (Adj.): Eigenschaft einer Person, die sich nicht mit einem bestimmten Geschlecht identifiziert und deren Identifikation und Erscheinungsbild veränderlich sein kann, und zwar innerhalb wie außerhalb der weiblich/männlichen binären Geschlechterordnung.

Gender-Identität (Subst.): Auch Geschlechtsidentität. Das ausgeprägte innere Gefühl von Männlichkeit, Weiblichkeit, einer Mischung von beiden oder die Überzeugung, keinem Geschlecht zuzugehören. Die erlebte Geschlechtsidentität einer Person kann dem Geschlecht, das ihr bei der Geburt zugewiesenen wurde, entsprechen oder nicht.

gender-nonkonform (Adj.): Ein breit gefasster Begriff für Menschen, die sich nicht den herkömmlichen Erwartungen an ihr Geschlecht entsprechend verhalten oder deren Geschlechtsausdruck (Geschlechtsexpression) sich nicht exakt einer Kategorie zuordnen lässt.

gender-queer (Adj.): Das Wort beschreibt eine Person, die statische Geschlechtskategorien zurückweist (z. B. die binäre Geschlechterordnung männlich/weiblich) und deren Geschlechtsausdruck oder Gender-Identität/Geschlechtsidentität nicht den dominanten gesellschaftlichen Normen ihres Zuweisungsgeschlechts entspricht. Möglicherweise erkennt sie an sich bestimmte Aspekte weiblicher und männlicher Identitäten oder keinen der beiden Aspekte.

Geschlechtsausdruck (Geschlechtsexpression) (Subst.): Äußere Erscheinung, die die Gender- bzw. Geschlechtsidentität ausdrückt, meist durch Verhalten, Kleidung, Frisur oder Stimme. Er kann den gesellschaftlich definierten Verhaltensweisen und Eigenschaften, die als typisch männlich oder weiblich gelten, entsprechen oder nicht entsprechen.

Geschlechtsdysphorie/Genderdysphorie (Subst.): Klinisch signifikantes Leiden, wenn das Zuweisungsgeschlecht einer Person nicht dem Geschlecht entspricht, mit dem sie sich identifiziert.

geschlechtsneutral/genderneutral (Adj.): Nicht zwischen männlich und weiblich unterschieden; bedeutet meist: außerhalb der binären Geschlechterordnung. Kann sich auf die Sprache beziehen (z.B. auf Pronomen), Orte (z.B. Toiletten) und Identitäten.

Geschlechtsrollen/Genderrollen (Subst.): Die von einer Kultur aufgrund des Geschlechts, das einer Person bei der Geburt zugewiesenen wurde, erwarteten typischen sozialen Verhaltensweisen (z.B. Mädchen tragen rosa Kleidung, Jungen weinen nicht, Frauen kümmern sich um Haushalt und Kinder, Männer neigen zu Gewalttätigkeit) und das entsprechende Erscheinungsbild, obwohl es ein breites Spektrum anderer Möglichkeiten gibt.

Heteronormativität (Subst.): Vom Sozialkritiker Michael Warner geprägter Begriff, der bedeutet, dass die Gesellschaft an bestimmten Annahmen festhält:

1. Es gibt zwei verschiedene Geschlechter.
2. Männliche und weibliche Funktionen und Eigenschaften unterscheiden sich grundsätzlich.
3. Charaktereigenschaften wie sexuelle Anziehung und Sexualverhalten entsprechen der Anatomie.

Wer sich nicht den Normen anpasst – sei es durch gleichgeschlechtliche Anziehung, eine non-binäre Geschlechtsidentität oder unübliche Geschlechtsexpression – gilt deshalb als *abnormal* und wird oft marginalisiert oder gedrängt, endlich den Normen zu entsprechen.

Heterosexismus (Subst.): Die Annahme, Sexualität zwischen Menschen unterschiedlichen Geschlechts sei normal, üblich, höherwertig oder universal, während andere sexuelle Orientierungen als minderwertig, unterlegen, schlechter, abnormal, randständig oder krankhaft gelten.

heterosexuell (Adj.): Mit diesem Wort werden Menschen beschrieben, die sich dauerhaft körperlich, romantisch und/oder emotional zum anderen Geschlecht hingezogen fühlen. Auch *straight*.

heterosexuelles/cis-gender Privileg (Subst.): Bezieht sich auf gesellschaftliche Vorteile, die heterosexuelle und cis-gender Menschen einzig und allein aufgrund ihrer allgemein üblichen Identitäten genießen. Das können einfache Dinge sein, wie sicheres Händchenhalten mit einer geliebten Person in der Öffentlichkeit oder der sichere Zugang zu öffentlichen Toiletten. Dazu können auch systemische Privilegien zählen, wie das Recht Blut zu spenden und Kinder zu adoptieren, ohne fürchten zu müssen, aufgrund der sexuellen Orientierung abgewiesen zu werden, sowie das Recht, mit anderen der gleichen Geschlechtsidentität Vereinssport zu treiben.

Homophobie (Subst.), **auch Homonegativität:** Die Angst vor lesbischen, schwulen und/oder bisexuellen Menschen oder die Feindseligkeit gegen sie, was sich oft in Form von Diskriminierung, Belästigung, Schikanen und Gewalttätigkeit äußert. (Da es sich meist um Feindseligkeit und weniger um Phobien/Ängste im klinischen Sinn handelt, wird vermehrt der Begriff Homonegativität verwendet. Anm. d. Hrsg.)

intergeschlechtlich (Adj.): Sammelbegriff zur Beschreibung von Menschen, die mit nicht eindeutig als männlich oder weiblich klassifizierbaren Reproduktionsorganen/Sexualorganen und/oder einem nicht eindeutig klassifizierbaren Chromosomensatz geboren sind.

Latinx (Subst.): Eine geschlechtsübergreifende Bezeichnung für Menschen lateinamerikanischer Herkunft, die man verwendet, weil sie als inklusiver empfunden wird als binäre Begriffe wie Latina oder Latino.

misgendern (Verb): Eine Person auf eine Weise ansprechen, die das Geschlecht, mit dem sie sich identifiziert, nicht korrekt widerspiegelt; etwa die Weigerung, ihr selbstgewähltes Pronomen oder ihren selbstgewählten Namen zu verwenden.

non-binär (Adj.): Sammelbegriff für Individuen, die sich weder als Frau noch als Mann identifizieren noch als eine Kombination aus Frau und Mann. Das Spektrum der Identitäten non-binärer Menschen jenseits von weiblich und männlich ist äußerst breit und vielfältig.

Outing (Subst.): Der unangemessene Akt, die sexuelle Orientierung oder Geschlechtsidentität einer Person (manchmal aufgrund von Gerüchten und/oder Spekulationen) ohne deren Einverständnis öffentlich zu machen oder aufzudecken.

pansexuell (Adj.): Begriff zur Beschreibung von Menschen mit dem Potenzial, sich emotional, romantisch oder sexuell zu Menschen jeder Geschlechtsidentität hingezogen zu fühlen, wenn auch nicht unbedingt gleichzeitig, nicht auf die gleiche Art und nicht im gleichen Ausmaß. Als *panromantisch* kann auch eine Person bezeichnet werden, die diese emotionalen und romantischen Anziehungen spürt, sich jedoch als asexuell definiert.

queer (Adj.): Einst ein Schimpfwort, ist der Begriff inzwischen neu bewertet und wird in akademischen Kreisen und der LGBTQ-Community zur Beschreibung sexueller Orientierungen und Geschlechtsidentitäten verwendet, die nicht ausschließlich heterosexuell oder cis-gender sind.

questioning (Adj.): Begriff zur Beschreibung von Menschen, die dabei sind, ihre sexuelle Orientierung oder Geschlechtsidentität zu explorieren.

same-gender loving (Verb): Dieser Begriff wurde und wird von manchen Mitgliedern der Schwarzen Community verwendet, die Worte wie *gay, lesbisch* und *bisexuell* (und manchmal deren Communitys) für eurozentrisch halten und deshalb die Schwarze Kultur, Geschichte und Identität nicht ausreichend gewürdigt sehen.

sexuelle Orientierung (Subst.): Die inhärente oder unveränderbare emotionale, romantische oder sexuelle Anziehung zu anderen Menschen.

transgender/trans (Adj.): Sammelbegriff für Menschen, deren subjektive Geschlechtsidentität sich von dem Geschlecht unterscheidet, das ihnen bei der Geburt zugewiesenen wurde. Nicht alle transgender Personen unterziehen sich einer Transition. Transgender-Sein impliziert keine spezifische sexuelle Orientierung. Trans Personen können sich als *straigth*, schwul oder lesbisch, bisexuell oder irgendetwas anderes bezeichnen.

Transition (Subst.): Ein Prozess, mit dem manche Menschen anstreben, ihre subjektive Geschlechtsidentität ihrem Geschlechtsausdruck anzunähern. Dazu gehört die *soziale Transition*, während der eine Person vielleicht ihr Personalpronomen ändert, darum bittet, mit einem anderen Namen angesprochen zu werden oder sich anders kleidet, damit sie von der Gesellschaft als dem anderen Geschlecht zugehörig erkannt wird. Dazu gehört die *formal-juristische* Transition, wozu die offizielle Namens- und Personenstandsänderung sowie die Veränderung der Geburtsurkunde zählen können. Auch die *körperliche* Transition, bei der sich die Person möglicherweise medizinischen Interventionen unterzieht, um den Körper möglichst weitgehend ihrer Geschlechtsidentität anzupassen, kann Teil der Transition sein. Trans und non-binäre Menschen durchlaufen den Transitionsprozess unterschiedlich und unterschiedlich intensiv; zur Anerkennung ihrer Geschlechtsidentität genügt ihre Selbstzuordnung.

Transphobie (Subst.), auch Transnegativität: Die Angst vor und der Hass gegen transgender Menschen sowie das Unbehagen in deren Anwesenheit. Sie kann sich in Form trans-phobischer Akte äußern, wie Gewalttätigkeit, Belästigungen, Unterstellungen oder Ausschluss. (Da es sich meist um Feindseligkeit und weniger um Phobien/Ängste im klinischen Sinn handelt, wird vermehrt der Begriff „Transnegativität" verwendet. Anm. d. Hrsg.)

transsexuell (Adj.): Ein seltener gebrauchter Begriff (den manche als veraltet oder beleidigend empfinden) für Menschen, die sich als Teil des Prozesses, ihr subjektives Geschlecht auszudrücken, medizinischen Interventionen unterziehen, etwa einer Hormontherapie oder geschlechtsangleichenden chirurgischen Eingriffen. Manche Menschen, die sich als transsexuell identifizieren, halten sich nicht für transgender und umgekehrt. *Bitte diesen Begriff nur verwenden, wenn sich jemand ausdrücklich als transsexuell versteht und diese Bezeichnung wünscht.*

Two Spirit (Adj.): Ein Allgemeinbegriff in der Kultur der Native Americans zur Beschreibung von Menschen, in denen ein weiblicher und ein männlicher Spirit wohnt. Dazu gehören zahlreiche stammesspezifische Namen, Rollen und Traditionen, wie etwa die Bezeichnung *winkte* der Lakota und *nadleeh* der Navajo. Native Americans, die in weiblich und männlich empfundene Rollen schlüpfen und die sich verhalten, wie es von Männern und Frauen erwartet wird, werden oft als Two Spirit bezeichnet. *Dieser Begriff sollte nur im Kontext der indigenen Kultur benutzt werden.*

Wunschgeschlecht/affirmed gender (Subst.): Das Geschlecht, von dem eine Person möchte, dass andere sie als zugehörig wahrnehmen. Das Wort wird oft anstelle von Begriffen wie „neues Geschlecht" oder „gewähltes Geschlecht" verwendet, die implizieren, die Person habe ihr Geschlecht/Gender selbst gewählt und es sei ihr nicht einfach angeboren.

Zuweisungsgeschlecht (Subst.): Das biologische Geschlecht, das einem Kind aufgrund seiner sichtbaren Sexualorgane, einschließlich der Genitalien und anderer körperlicher Merkmale bei der Geburt zugewiesen wird. Entspricht oft dem *zugewiesenen* und *vermuteten* sozialen Geschlecht (*gender*) *eines* Kindes.

Kasten 1-1 LGBTQ – Definitionen

- **L (Lesbisch):** Eine Lesbe ist eine Frau, die sich sexuell und romantisch zu anderen Frauen hingezogen fühlt.
- **G (gay):** Das Wort *gay* bzw. „schwul" (dt.) wird meist für Männer benutzt, die sich sexuell und romantisch zu anderen Männern hingezogen fühlen. Auch Lesben können als *gay* bezeichnet werden, nicht aber als „schwul".
- **B (bisexuell):** *Bisexuell* bedeutet, sich romantisch und sexuell zu Männern und Frauen hingezogen zu fühlen.
- **T (transgender):** *Transgender* ist ein Begriff, der anzeigt, dass sich die erlebte Geschlechtsidentität oder der Geschlechtsausdruck einer Person vom Geschlecht, das ihr bei der Geburt zugewiesen wurde, unterscheidet.
- **Q (queer oder questioning):** Diese Initiale steht meist für *queer* oder *questioning. Queer* ist die Sammelbezeichnung für alle nicht cis-gender oder nicht-heterosexuelle Personen. Als *queer* bezeichnen sich manchmal Menschen, die andere Begriffe wie *gay, schwul, lesbisch* oder *bisexuell* als einschränkend empfinden oder als Begriffe, die ihre Identität nicht repräsentieren. *Questioning* bezieht sich auf Menschen, die sich ihrer sexuellen Orientierung oder Geschlechtsidentität unsicher sind.

Weitere Varianten:

- **LGBTQIA:** Dieses Akronym ist um die Anfangsbuchstaben von intergeschlechtlich und asexuell ergänzt.
- **LGBTIQA+:** Diese Variante steht für lesbisch, gay (bzw. schwul), bisexuell, transgender, intergeschlechtlich, queer/questioning, asexuell und andere, wozu auch pansexuell und non-binär gehören können.

(GLAAD, 2024; HRC, 2023; Queer Lexikon, 2024; Sauer, 2018)

Fast Facts

Worte haben für LGBTQ-Personen einen hohen Stellenwert, weil sie ihnen das Gefühl von Identität vermitteln und eine Möglichkeit der Selbstbeschreibung sind. Worte können aber auch einschränken und die Identitäten dieser diversen Population – und divers ist sie wahrlich – nicht vollständig erfassen. Pflegefachpersonen sollen die verschiedenen Begriffe und das Vokabular dieser Personengruppe zumindest in den Grundzügen kennen, um ihre LGBTQ-Patient:innen besser verstehen und besser mit ihnen kommunizieren zu können.

1.3 Literatur

BigEagle, L. (2023, September 07). *Beyond two-spirit: Indigenous people look to revive traditional LGBTQ terms*. CBC. Available from https://www.cbc.ca/news/canada/saskatchewan/indigenous-lgbtq-words-1.6953445

Echte Vielfalt. (2020). *Was ist eigentlich Heteronormativität?*. DISW (Deutsches Institut für Sozialwirtschaft). Verfügbar unter https://echte-vielfalt.de/aufklaerung-und-bildung/wortschatz/was-ist-eigentlich-heteronormativitaet/

GLAAD. (2024). *Glossary of terms: LGBTQ* (GLAAD Media Reference Guide 11th edition). Available from https://glaad.org/reference/terms/

HRC (Human Rights Campaign). (2023). *Glossary of terms*. Available from https://www.hrc.org/resources/glossary-of-terms

Jeitziner, D. (2024, 6. Juni). Statt „Herr" oder „Frau" wäre „Person" möglich. *Der Bund, 175*(133), 27.

PFLAG. (2024). *PFLAG National Glossary*. Available from https://pflag.org/glossary/

Queer Lexikon. (2024). *Glossar*. Verfügbar unter https://queer-lexikon.net/glossar/

Sauer, A. (2018). *LSBTIQ-Lexikon. Grundständig überarbeitete Lizenzausgabe des Glossars des Netzwerkes Trans*Inter*Sektionalität*. Bundeszentrale für politische Bildung. Verfügbar unter https://www.bpb.de/themen/gender-diversitaet/geschlechtliche-vielfalt-trans/245426/lsbtiq-lexikon/#T

UC Davis Health. (2024). *LGBTQ+ Glossary*. Available from https://health.ucdavis.edu/diversity-inclusion/community-engagement/community-resources/lgbtq-glossary

Weiterführende Literatur

Gold, M. (2018, June 21). The ABCs of L.G.B.T.Q.I.A.+. *New York Times*. Available from https://www.nytimes.com/2018/06/21/style/lgbtq-gender-language.html

Makadon, H. J., Mayer, K. H., Potter, J. & Goldhammer, H. (2015). *The Fenway guide to lesbian, gay, bisexual, and transgender health*. American College of Physicians.

2 Geschichtlicher Hintergrund

2.1 Exkurs: LGBTQ und Nationalsozialismus

LGBTQ-Personen kommen in der gesamten Menschheitsgeschichte vor. Die Vorstellung von gleichgeschlechtlichen Paaren und von Menschen mit Varianten der Geschlechtsidentität ist nicht neu und keine, die erst in den letzten Jahren entstanden ist. Sie leben in allen Kulturen weltweit, sind mit der jeweiligen Gesellschaft verflochten und werden in Kunst und Literatur dargestellt. Von vielen berühmten Gestalten aus der Antike bis zu Persönlichkeiten unserer Zeit wird vermutet, dass sie LGBTQ waren bzw. sind und viele bezeichnen sich auch so. Dieses Kapitel macht Pflegefachpersonen mit dem geschichtlichen Hintergrund dieser Population vertraut. Beruflich Pflegende, die über dieses Wissen verfügen, werden LGBTQ-Personen und ihre Präsenz wertschätzen und ihre heutigen Lebensumstände besser verstehen.

In diesem Kapitel erfahren Sie:

1. mehr über die historischen Wegmarken der LGBTQ-Community,
2. inwiefern die Geschichte für ihre derzeitige Gesundheit und Lebenszufriedenheit eine Rolle spielt,
3. weshalb Pflegefachpersonen die LGBTQ-Geschichte unbedingt kennen müssen.

2.2 LGBTQ-Menschen in der Geschichte weltweit

Aus fast allen alten Zivilisationen gibt es Zeugnisse von gleichgeschlechtlichem Sexualverkehr und gleichgeschlechtlicher Liebe. Aber auch das Konzept und die Erzählung von einem dritten Geschlecht, das Menschen einschließt, die als intergeschlechtlich oder gender-fluid bezeichnet werden könnten, sind weltweit bekannt und gut dokumentiert. Das Kapitel spannt einen geschichtlichen Bogen, beginnend in Nord- und Südamerika, über Asien, Indien und Afrika, dem antiken Griechenland und dem Römischen Reich bis hin nach Europa.

Nord- und Südamerika

- Vor der Kolonisierung Nordamerikas durch die Europäer hielt die indigene Bevölkerung respektierte Rollen bereit für Menschen, die heute als LGBTQ bekannt sind.
  - Viele dieser Rollen sind hochgeachtet und spiritueller oder sozialer Natur.
- Jeder Stamm oder jede indigene Kultur hatte eigene Namen für diese Persönlichkeiten.
- Der Begriff *two spirited* kam in den 1990er Jahren auf.
  - Two Spirit-Menschen verknüpften die Aktivitäten von Männern und Frauen mit den typischen Kennzeichen ihres Status. Bei den meisten indigenen Völkern galten sie weder als Frauen noch als Männer, vielmehr als einzigartiges und alternatives Geschlecht (Carrier et al., 2020, p. 96).

Asien, Indien und Afrika

- In vielen berühmten chinesischen und japanischen literarischen Werken werden Homosexualität oder Geschlechtsidentität erwähnt.
- In vielen hinduistischen und vedischen Texten wird von verschiedenen Heiligen und Halbgöttern mit mehreren Geschlechtern und Geschlechterkombinationen berichtet (Human Rights Campaign, n.d.).
- Im Kamasutra, einem altindischen Text, werden an zahlreichen Stellen homosexuelle Praktiken beschrieben und immer wieder Gedanken zu biologischem Geschlecht und sozialem Geschlecht geäußert (Human Rights Campaign, n.d.).
- In der Geschichte Ägyptens finden sich einige der frühesten Erwähnungen und Abbildungen gleichgeschlechtlicher Beziehungen (Burton, 2020).

Antikes Griechenland und Römisches Reich

- Einige der vielleicht typischsten LGBTQ-Persönlichkeiten sind aus der hellenistischen und römischen Literatur und Kunst überliefert.
  - In der griechischen Antike waren körperliche Beziehungen zu Frauen und Männern die kulturelle Norm.
- Alexander der Große
  - Er ist wohl der berühmteste Bisexuelle der Welt. In vielen historischen Texten wurde Alexander als heterosexuell dargestellt, was wohl darauf zurück-

zuführen ist, dass Hinweise auf seine Bisexualität getilgt wurden, um späteren kulturellen Normen zu entsprechen (Kitchen, 2020).

Europa

- Sexuelle Diversität und Gender-Diversität waren im europäischen Mittelalter bis in die Neuzeit präsent.
  - Mit der Verbreitung religiöser Dogmen und des Nationalismus wurden neue Gesetze erlassen und gleichgeschlechtliche sexuelle Handlungen unter Strafe gestellt.
  - Migration und Eroberungen spielten für die unterschiedliche Akzeptanz gleichgeschlechtlicher Handlungen in allen Epochen eine Rolle.
- Während der Inquisition wurde zahllose homosexuelle Menschen ermordet (Monro, 2015).
- Gerüchten der damaligen Zeit zufolge waren Leonardo daVinci, Michelangelo sowie viele Angehörige des Adels homosexuell (Ogles, 2016).
- Frankreich hat im Jahr 1791 als erstes europäisches Land Sodomie entkriminalisiert.

2.3 Zeitliche Entwicklung der Terminologie

Das Kapitel fasst die zeitliche Entwicklung der Terminologie vom 19. bis in das 20. Jahrhundert zusammen. Ein Exkurs beschäftigt sich mit der Entwicklung des Paragraphen 175 und stellt die Unterschiede zwischen der damaligen BRD und DDR heraus. Mit der Chronik der US-amerikanischen LGBTQ-Bewegung schließt das Kapitel ab.

19. Jahrhundert

- Entwicklungen in der Psychologie, hauptsächlich von Richard von Krafft-Ebing und Havelock Ellis vorangetrieben, haben bewirkt, dass auch außerhalb religiöser Zusammenhänge über Homosexualität gesprochen werden konnte.
  - Damals galten Männer und Frauen, die vom gleichen Geschlecht angezogen wurden und deren subjektive Geschlechtsidentität nicht zu ihrem Geburtsgeschlecht passte, als „sexuell abartig“.
  - Die Begriffe „Sodomie“ und „Sodomiten“ wurden durch das Wort „Homosexualität“ ersetzt.

- Statt als negative „Handlung“ galt Homosexualität fortan als menschlicher Wesenszug oder Teil der menschlichen Identität.
- Homosexualität wurde in dieser Zeit als angeborene Veranlagung zu „Degeneriertheit“ betrachtet.
- Viele Theorien führten Homosexualität auf moralische, körperliche oder intellektuelle Anomalien zurück.
- Sie galt als ein Symptom von Krankheit, Unterernährung, Alkoholabusus und Merkmal anderer gesellschaftlicher Missstände.

20. Jahrhundert

- Der Begriff *homosexuell* gewann im 20. Jahrhundert an Popularität.
  - Als breit angelegter Begriff erfasste er keine Unterschiede.
  - Aktivist:innen versuchten, das Wort *homophil* einzuführen, um das „Sexuelle“ nicht so stark zu betonen.
- Anfang des 20. Jahrhunderts wurde das englische Wort *gay* als Synonym für Homosexuelle beliebt.
  - Damals umfasste dieser Begriff Schwule, Lesben, Bisexuelle und Personen, die später trans Menschen genannt wurden.
  - In den 1970er-Jahren ging das Wort vom Untergrund in den allgemeinen Sprachgebrauch über.
- Mit dem Erstarken des Feminismus und Aktivismus in den 1970er-Jahren erwachten bei Frauen der Wunsch und das Verlangen, sich von ihren männlichen Pendants zu unterscheiden; deshalb wurde der Begriff *lesbisch* zunehmend beliebt.
- In den 1980ern wurde *Schwule und Lesben* zum Sammelbegriff für die LGBTQ-Population, der auch trans Menschen einschloss.
- In den späten 1990ern kam das inklusiv gemeinte Akronym LGBT auf.
- Im 21. Jahrhundert wurden trans Menschen, sexuelle Orientierungen und Gender-Diversität zunehmend sichtbar. Daraufhin erweiterten viele Gruppen das Akronym auf LGBTQ, und heute existieren viele Varianten davon.

Fast Facts

Viele Pflegeorganisationen haben Stellungnahmen verfasst, Kommissionen eingerichtet und Schulungsmaterial entwickelt, um Pflegefachpersonen über die Gesundheit der LGBTQ-Population zu informieren.

2.4 Exkurs: Die Entwicklung des Paragraphen 175

Kathrin Kürsten

Der Paragraph 175 (R)StGB ((Reichs)Strafgesetzbuch) bildete über Jahrhunderte die Grundlage für die legitimierte Diskriminierung, Stigmatisierung, Verfolgung und Bestrafung schwuler Männer (lesbische Frauen bzw. andere sexuelle und/oder geschlechtliche Identitäten finden keine Erwähnung). Der landläufig entsprechend abwertend bezeichnete „Schwulenparagraph" hatte in seiner geschichtlichen Entwicklung verschiedene Inhalte, die anhand der folgenden **Tabelle 2-1** chronologisch zusammenfassend dargestellt werden in Anlehnung an Burgi und Wolff (2016) sowie Grau (2014). Besonders ist dabei, dass es nach dem zweiten Weltkrieg und der Teilung Deutschlands zu einer unterschiedlichen Gesetzgebung auf den jeweiligen Staatsgebieten kam. Das heißt, dass auch die strafrechtliche Sanktionierung schwuler Männer in der BRD und DDR sich nicht identisch entwickelte.

Weitere gesetzliche Diskriminierungen existierten in Deutschland allerdings für trans Menschen durch das sogenannte Transsexuellengesetz, welches den Personenstandswechsel regelte, allerdings die Würde der betreffenden Personen deutlich verletzte. Erst das Selbstbestimmungsgesetz, welches das Transsexuellengesetz ablösen wird, wird den Personenstandswechsel deutlich vereinfachen und inkludiert neben trans- sowohl intergeschlechtliche als auch non-binäre Personen. Das Inkrafttreten ist aktuell (Mai 2024) für den 01.11.2024 geplant.

Für Pflegende ist allerdings auch von Bedeutung, was sich in den 1980er und 90er Jahren gesellschaftlich – global – ereignete. Die AIDS-Krise. Da zunächst nur bekannt wurde, dass sich ausschließlich Männer, die mit Männern Sex haben, mit dem HI-Virus infiziert hatten, führte dies zu einer massiven Stigmatisierung schwuler Männer. Diese machte auch vor dem Gesundheitswesen keinen Halt und noch heute erfahren schwule Männer im Gesundheitswesen Diskriminierung, wenn z. B. gleichsam wie ein Automatismus ein HIV-Test erfolgt, sobald das medizinische Personal von der sexuellen Orientierung des Patienten erfährt oder offen lebende Menschen aufgrund von Bedenken vor Diskriminierungen (von Mitbewohner:innen oder Personal) beim Einzug in die Pflegeeinrichtung nicht mehr out leben wollen und sich zurückziehen. Ängste im Gesundheitswesen wird in der wissenschaftlichen Auseinandersetzung immer wieder thematisiert, aber auch, dass eine Alltagsdiskriminierung weiterhin vorhanden ist und Bedenken vor Ressentiments z. B. bei öffentlich gezeigter Zuneigung zum:r gleichgeschlechtlichen Partner:in bestehen (Cummings et al., 2021; Czaja et al., 2016; Fredriksen-Goldsen et al., 2011; Hughes, 2018; Kürsten, 2018, 2024).

Tabelle 2-1: Entwicklung des Paragraphen 175 von der Aufklärung 1871 bis zur Streichung 1994 (Eigendarstellung in Anlehnung an Burgi & Wolff, 2016; Grau, 2014)

<table>
<tr><th>Jahr</th><th colspan="2">§ 175 (R)StGB</th></tr>
<tr><td>Aufklärung–1871</td><td colspan="2">Zuvor wurde die sogenannte „widernatürliche Unzucht“ als Sünde verstanden. Mit zunehmender wissenschaftlicher Auseinandersetzung und entsprechend geringerem religiösen Einfluss wurde Homosexualität nicht mehr als Sünde, sondern als Symptom einer Erkrankung wahrgenommen.
Das Strafmaß wurde im Vergleich zu vorherigen Varianten verringert (z. B. im Norddeutschen Bund auf bis zu zwei Jahre Gefängnis; allerdings blieb die Strafe, das aktive und passive Wahlrecht dauerhaft zu verlieren, bestehen).</td></tr>
<tr><td>1871–1935</td><td colspan="2">Erstmals einheitliche deutsche Gesetzgebung. Der Begriff der „widernatürlichen Unzucht“ wurde als „beischlafähnliche Handlungen“, die den heterosexuellen Geschlechtsakt imitieren, präzisiert. Ausschließlich diese wurde entsprechend sanktioniert.</td></tr>
<tr><td>1935–1945</td><td colspan="2">Deutliche Erweiterungen:
• Alter von „Täter“ und „Opfer“ wurden relevant, bei Personen unter 21 Jahren konnte von einer Bestrafung abgesehen werden
• „Täter“/“Opfer“-Verhältnis bedingt eine große Varianz des potenziellen Strafmaßes (drei Monate Gefängnis bis hin zu Zuchthaus bis zu zehn Jahren)
• „beischlafähnliche Handlung“ wurde gestrichen. Der Gesetzestext wurde so geändert, dass alle Handlungen des „Täters“ die zum Ziel hatten den Körper eines anderen Mannes zur Befriedigung des eigenen Sexualtriebes zu nutzen bestraft werden konnten
• Intensivere Strafverfolgung
• Bis Ende des Nationalsozialismus rund 56 000 rechtskräftige Verurteilungen, geschätzt ca. 15 000 Männer in Konzentrationslager interniert, die genaue Zahl der Todesopfer kann nicht mehr nachvollzogen werden. Weibliche Homosexualität wurde wie erwähnt offiziell nicht verfolgt, allerdings wurde eine unbekannte Anzahl lesbischer Frauen als „Asoziale“ in Kz‘s verbracht, die Zahl der Todesopfer ist auch hier unbekannt.</td></tr>
<tr><td></td><td>§ 175 StGB-BRD</td><td>§ 175 StGB-DDR</td></tr>
<tr><td>1945–1969</td><td>• NS-Fassung weiterhin gültig, entlassene KZ-Insassen konnten also weiterhin in Haft bleiben, wenn die Freiheitsstrafe noch nicht abgebüßt war.
• Die Definition der strafbaren Handlung wurde ausgeweitet: Jede Handlung, die das „allgemeine Scham- und Sittlichkeitsgefühl“ verletzt.</td><td>• Keine Anwendung der NS-Fassung
• männliche Homosexualität aber weiterhin strafbar
• Tatsächliche Strafverfolgung deutlich geringer als in der BRD
• 1957: Homosexualität wird als Formalstraftat angesehen und erhielt daher aufgrund von Geringfügigkeit kaum noch strafrechtliche Relevanz.</td></tr>
</table>

Tabelle 2-1: *Fortsetzung*

Jahr	§ 175 (R)StGB	
	• Rund 100 000 Anklagen und ca. 45 – 50 000 Verurteilungen	• *1968:* Abschaffung § 175 StGB-DDR
1969–1994	§ 175 StGB • „Unzucht" zwischen Männern ab dem 21. Lebensjahr galt nicht mehr als Straftatbestand • Sexuelle Handlungen zwischen Männern zwischen 18 und 21 blieben strafbar. *1973:* Schutzalter für einvernehmliche homosexuelle Handlungen auf 18 Jahre festgelegt, die Anzahl der Verurteilungen sank rapide, der Gesetzestext gewährte einen großen richterlichen Interpretationsspielraum.	§§ 149–151 StGB-DDR • Paragraphen des Jugendschutzgesetzes • Straffreiheit bei heterosexuellen Handlungen zwischen einer volljährigen Person mit einer Person ab dem 16. Lebensjahr. • Straffreiheit bei homosexuellen Handlungen nur, wenn beide Personen das 18. Lebensjahr erreicht hatten • Geschlechtsneutral formuliert, womit sexuelle Handlungen zwischen Frauen erstmalig strafbar wurden, wenn eine Beteiligte noch nicht volljährig war. *1989:* Gesetzesänderung – das sogenannte Schutzalter wurde auf alle allgemein, unabhängig von sexueller Orientierung, auf 16 Jahre festgelegt. Womit eine gänzliche Straffreiheit erreicht wurde.
1990–1994	Die nach der Wiedervereinigung weiterhin zeitgleich gültigen Strafgesetzbücher in den ehemaligen zwei Staatsgebieten führte dazu, dass in Westdeutschland weiterhin Verteilungen stattfanden, in der ehemaligen DDR jedoch gänzliche Straffreiheit gewährleistet war. Wer in Hessen hätte verurteilt werden können, machte sich im benachbarten Thüringen nicht strafbar.	
1994	Gänzliche Streichung des § 175 StGB im Zuge der Gesetzesangleichung.	

Im alltäglichen Kontakt mit Patient:innen oder Bewohner:innen ist es grundlegend, sich der „besonderen Vergangenheit" und Lebensstile bewusst zu sein, wenn man ein personenzentriertes Verständnis von Pflege hat und leben will. Die Welt ist bunt und um entsprechend sensibel pflegen zu können, „müssen die Leute schon eine gewisse Kenntnis davon haben, was es so alles gibt im Leben" (Zitat einer Informantin aus der Masterthesis der Verfasserin).

2.5 Chronik der US-amerikanischen LGBTQ-Bewegung

Die Bewegung für LGBTQ-Rechte setzte in den 1920er-Jahren ein, als die nachweislich erste Organisation für die Rechte von Homosexuellen gegründet wurde, nämlich die Society for Human Rights. Die Entwicklung von 1952 bis 2020 fasst die nachstehende **Tabelle 2-2** zusammen.

Die Pflege hat es in der Hand, die Unsichtbarkeit von LGBTQ-Personen zu beenden; doch damit uns das gelingt, müssen wir die Geschichte der LGBTQ-Community kennen. Mit diesem Wissen ausgestatten sind Pflegefachpersonen fähig, diversitätssensibel zu pflegen. In den vergangenen Jahren lag der Fokus auf der Pflege und gesundheitlichen Versorgung von LGBTQ-Personen und auf gesundheitlichen Ungleichheiten im Vergleich zur heterosexuellen und cisgender Bevölkerung. Dieses Thema ist heute aktueller als noch vor einem Jahrzehnt. Dank der in den letzten zehn Jahren erschienenen Publikationen, wie dem einschlägigen Ratgeber der Joint Commission (The Joint Commission, 2011), dem vom Institute of Medicine (2011) vorgelegten Bericht „The Health of Lesbian, Gay, Bisexual and Transgender People" sowie der Aufnahme von LGBTQ-Menschen in die Ziele von Healthy People 2020, (Programm der US-Regierung zur Gesundheitsförderung und Krankheitsprävention, Anm. d. Übers.) rückte die Tatsache der gesundheitlichen Benachteiligung dieser Bevölkerungsgruppe ins Zentrum der Aufmerksamkeit.

- Ein Beispiel dafür, wie wichtig es ist, dass Pflegefachpersonen die Geschichte der LGBTQ-Population in den Vereinigten Staaten kennen, betrifft die Betreuung unserer Veteran:innen. Noch vor einem Jahrzehnt waren LGBTQ-Personen, sofern sie ihre Identität nicht geheim hielten, vom Militärdienst ausgeschlossen, was ihr Vertrauen in die Gesundheitsdienste untergrub und Diskriminierungsängste auslöste. Umfragen zufolge legen Betroffene, wenn sie es mit Gesundheitsdienstleister:innen zu tun haben, ihre Identität ungern offen, was ihrer Gesundheit und ihrem Gesundheitsverhalten schaden kann. Veteran:innen dieser Ära neigen zu internalisierter Homophobie, geringem Selbstwertgefühl und Identitätskrisen. Pflegefachpersonen, die die LGBTQ-Geschichte kennen, sind eher in der Lage, diese Personengruppe diversitätssensibel zu betreuen. Dieses Wissen hilft, sich in Betroffene einzufühlen, sie in ihrem ganzen Menschsein wahrzunehmen und sie bewusst ganzheitlich zu versorgen.

Tabelle 2-2: Chronik der US-amerikanischen LBTQ-Bewegung (Traister, 2022, S. 14)

1952	• Die American Psychiatric Association listet Homosexualität in ihrem diagnostischen Manual als soziopathische Persönlichkeitsstörung. • Christine Jorgensen ist die erste Person in den USA, die sich öffentlich als trans Mensch zu erkennen gibt und offen über ihre Erfahrungen mit der geschlechtsangleichenden Operation und Hormonbehandlung spricht. Für viele ist sie der erste trans Mensch, den sie in den Medien sehen.
1953	• Präsident Dwight D. Eisenhower erlässt eine Durchführungsverordnung, die Homosexuelle von der Arbeit im öffentlichen Dienst ausschließt und bezeichnet sie als Gefahr für die nationale Sicherheit.
1956	• Die Daughters of Bilitis (DOB) organisieren sich und gelten als erste Lesbenrechtsorganisation.
1961	• Illinois ist der erste Bundesstaat, der Homosexualität durch Aufhebung der Sodomie-Gesetze entkriminalisiert.
1969	• Am 28. Juni 1969 gab es im Stonewall Inn in der Christopher Street in New York eine Polizeirazzia, die Proteste und Demonstrationen auslöste. – Die Stonewall-Krawalle gelten als Basis der heutigen LGBTQ-Bewegung. – Am 28. Juni 1970, also am Jahrestag, gingen Mitglieder der Community in New York City auf die Straße, um an die Stonewall-Razzia zu erinnern. Diese Veranstaltung gilt als erste Schwulenparade der Welt.
1973	• Die American Psychiatric Association beschließt, Homosexualität von der Liste psychischer Störungen zu streichen.
1978	• Harvey Milk wird in San Francisco zum Verwaltungsdirektor der Stadt gewählt und ist damit der erste offen schwul lebende Mann im Öffentlichen Dienst. • Milk wird später im gleichen Jahr ermordet. Auf seinen Tod hin wurde die Regenbogenfahne kreiert.
1979	• Am 14. Oktober 1979 findet der erste landesweite Marsch auf Washington für die Rechte von Lesben und Schwulen statt.
1982	• Wisconsin wird zum ersten Bundesstaat, der Diskriminierung aufgrund der sexuellen Orientierung gesetzlich verbietet. • Fast 800 Menschen infizieren sich mit dem GRID-Syndrom (*gay-related immunodeficiency disorder*). Der Name wurde zum Jahresende zu AIDS (*acquired immunodeficiency syndrome,* erworbene Immunabwehrschwäche-Syndrom) geändert.
1993	• Präsident Bill Clinton unterzeichnet eine Anordnung, die offen schwul und lesbisch lebenden Menschen aufgrund des „*Don't ask, Don't tell*“-Erlasses den Dienst bei den Streitkräften untersagt.

Tabelle 2-2: *Fortsetzung*

1996	• Der *Defence of Marriage Act* (Gesetz zum Schutz der Ehe) tritt in Kraft. – Dieses Gesetz verbietet gleichgeschlechtliche Ehen in allen Bundesstaaten und definiert Ehe als Verbindung zwischen einem Mann und einer Frau.
1997	• Ellen DeGeneres (US-amerikanische Moderatorin) outet sich als Lesbe.
1998	• Am 12. Oktober 1998 stirbt Matthew Shepard, nachdem ihn zwei Männer geschlagen, gefoltert und sterbend liegen gelassen hatten. Shepards Sexualität war Teil des Mordmotivs der beiden. • Vermont ist der erste Bundesstaat, der schwulen und lesbischen Paaren eingetragene Partner:innenschaften ermöglicht.
2003	• Der Oberste Gerichtshof der Vereinigten Staaten entkriminalisiert mit seinem Urteil *Lawrence vs. Texas* „homosexuelles Verhalten". • Der Oberste Gerichtshof von Massachusetts verurteilt den Ausschluss von Lesben und Schwulen von der Ehe als Verstoß gegen die Verfassung des Bundesstaats.
2004	• Am 7. Mai 2004 wird in Massachusetts zum ersten Mal in den USA eine gleichgeschlechtliche Ehe geschlossen.
2008	• Kalifornien wird der zweite Bundesstaat, der die gleichgeschlechtliche Ehe erlaubt, nachdem ein Oberster Gerichtshof in Kalifornien bestimmt hat, dass gleichgeschlechtliche Paare das von der Verfassung gedeckt Recht haben, zu heiraten. Dieses Gesetz hob Proposition 8 auf, ein Gesetzesvorhaben, das mithilfe eines Volksentscheids zustande gekommen war. (Dabei ging es um den Antrag auf Nicht-Anerkennung gleichgeschlechtlicher Ehen. Anm. d. Übers.)
2009	• Präsident Barack Obama unterzeichnet den Matthew Shepard and James Byrd Jr. Hate Crimes Prevention Act, das Gesetz zur Prävention von Hasskriminalität.
2011	• Präsident Barack Obama hebt den „*Don't ask, Don't tell*"-Erlass auf, wodurch offen lebenden LGBTQ-Personen der Militärdienst erlaubt wurde.
2012	• Präsident Barack Obama ist der erste amtierende Präsident der USA, der das Recht von LGBTQ-Personen, zu heiraten, unterstützt. • Die Demokratische Partei ist die erste große politische Partei der USA, die die gleichgeschlechtliche Ehe öffentlich unterstützt. • Tammy Baldwin wird als erste bekennende Lesbe in den US-Senat gewählt.

Tabelle 2-2: *Fortsetzung*

2013 bis 2020	• In diesen Jahren fällte der Oberste Gerichtshof der Vereinigten Staaten mehrere wegweisende Urteile, die das Gebiet der LGBTQ-Rechte grundlegend veränderten: – 2013: *United States vs. Windsor.* Der Oberste Gerichtshof streicht einen Abschnitt des *Defense of Marriage Act* und bestimmt, dass auch gleichgeschlechtliche Paare das Recht auf staatliche Leistungen haben. – 2015: *Obergefell vs. Hodges.* Dabei ging es um die staatliche Anerkennung einer in einem anderen Bundesstaat geschlossenen gleichgeschlechtlichen Ehe. Das Grundsatzurteil des Obersten Gerichtshofs bestätigte das Grundrecht auf Anerkennung. – 2020: *Bostock vs. Clayton County.* Dieser Fall ist eine weitere Wegmarke. Der Oberste Gerichtshof entschied, dass Artikel VII des *Civil Rights Act* alle Menschen vor Diskriminierung aufgrund der sexuellen Orientierung schützt, und zwar auch LGBTQ-Personen (**Kasten 2-1**).

Die Pflegeperson-Patient:in-Beziehung ist das Herzstück der Gesundheitsversorgung. Beruflich Pflegende müssen die Interessen der LGBTQ-Population vertreten und sich stets für die Verbesserung ihrer gesundheitlichen Versorgung und Pflege einsetzen. Geschichtskenntnisse sind der erste Schritt. Pflegefachpersonen, die die LGBTQ-Geschichte kennen und deren Bedeutung verstehen, werden sich mitfühlend verhalten und die Menschenrechte jeder einzelnen Person respektieren.

Kasten 2-1: Pflege und LGBTQ

- Die American Nurses Association (ANA) hat 1978 erstmals offiziell zur Diskriminierung von LGBTQ-Menschen Stellung genommen.
  - Sie schloss sich einer Resolution zum gesetzlichen Verbot von Diskriminierung aufgrund der sexuellen Orientierung an.
- Pflegeorganisationen reagierten auf die HIV/AIDS-Epidemie in den 1980er-Jahren, indem sie evidenz-basierte Ansätze zur Eindämmung der Epidemie unterstützten und die Diskriminierung von mit HIV-infizierten/an AIDS erkrankten Personen verurteilten.
  - In den frühen Tagen der Epidemie mussten sich Pflegefachpersonen mit Vorurteilen gegen Schwule und Schwulenfeindlichkeit auseinandersetzen.
- 1992 lehnte die ANA Vorschriften ab, die schwule und lesbische Personen vom Militärdienst ausschlossen.

- Nach dem vollständigen Ausschluss schwuler und lesbischer Personen vom Militärdienst wurde die Vorschrift modifiziert und trat der „*Don't ask, Don't tell*"-Erlass in Kraft. Die ANA unterstützte die Bemühungen, dieser Praxis ein Ende zu setzen, was 2016 geschah.
- 2017 versuchten Führungskräfte vergeblich, trans Menschen vom Militärdienst auszuschließen. Einmal mehr engagierte sich die ANA für die Gleichberechtigung von LGBTQ-Personen und deren Menschenrechte.

(American Nurses Association, 2018).

Fast Facts

LGBTQ-Personen sind keine Erscheinung unserer Tage. Sie waren die ganze Menschheitsgeschichte über präsent und haben nicht selten Geschichte geschrieben.

2.6 Literatur

American Nurses Association. (2018). *Nursing advocacy for LGBTQ+ populations* (Position statement). Available from https://www.nursingworld.org/~49866e/globalassets/practiceandpolicy/ethics/nursing-advocacy-for-lgbtq-populations.pdf

Burgi, M. & Wolff, D. (2016). *Rechtsgutachten zur Frage der Rehabilitierung der nach § 175 StGB verurteilten homosexuellen Männer: Auftrag, Optionen und verfassungsrechtlicher Rahmen. Erstellt im Auftrag der Antidiskriminierungsstelle des Bundes*. Nomos Verlagsgesellschaft.

Burton, N. (2020). *Meet the gays of ancient Egypt*. Available from https://www.spreaker.com/episode/meet-the-gays-of-ancient-egypt-w-dr-neel-burton--51931757#:~:text=The%20oldest%20documented%20same-sex%20couple%20lived

Carrier, L., Dame, J. & Lane, J. (2020). Two-Spirit Identity and Indigenous Conceptualization of Gender and Sexuality: Implications for Nursing Practice. *Creative Nursing, 26*(2), 96–100.

Cummings, C.R., Dunkle, J.S., Mayes, B.C., Bradley, C.A., Petruzzella, F. & Maguire, K. (2021). As we age: listening to the voice of LGBTQ older adults. *Social work in public health, 36*(4), 509–525. https://doi.org/10.1080/19371918.2021.1904081

Czaja, S.J., Sabbag, S., Lee, C.C., Schulz, R., Lang, S., Vlahovic, T., Jaret, A. & Thurston, C. (2016). Concerns about aging and caregiving among middle-aged and older lesbian and gay adults. *Aging & mental health, 20*(11), 1107–1118. https://doi.org/10.1080/13607863.2015.1072795

Fredriksen-Goldsen, K.I., Kim, H.-J., Emlet, C.A., Muraco, A., Erosheva, E.A., Hoy-Ellis, C.P., Goldsen, J. & Petry, H. (2011). *The Aging and Health Report. Disparities and Resilience among Lesbian, Gay, Bisexual, and Transgender Older Adults*. Institute for Multigenerational Health.

Grau, G. (2014). Die Verfolgung der Homosexualität im Nationalsozialismus. Anmerkungen zum Forschungsstand. In M. Schwartz (Hrsg.), *Homosexuelle im Nationalsozialismus. Neue Forschungsperspektiven zu Lebenssituationen von lesbischen, schwulen, bi-, trans- und intersexuellen Menschen 1933 bis 1945* (Zeitgeschichte im Gespräch, Bd. 18, S. 43–52). De Gruyter Oldenbourg. https://doi.org/10.1524/9783486857504.43

Hughes, M. (2018). Health and well being of lesbian, gay, bisexual, transgender and intersex people aged 50 years and over. *Australian health review: a publication of the Australian Hospital Association, 42*(2), 146–151. https://doi.org/10.1071/AH16200

Human Rights Campaign. (n.d.). *Stances of faiths on LGBTQ issues: Hinduism.* https://www.hrc.org/resources/stances-of-faiths-on-lgbt-issues-hinduism

Institute of Medicine. (2011). *The Health of Lesbian, Gay, Bisexual, and Transgender People. Building a Foundation for Better Understanding.* The National Academies Press. Available from https://www.ncbi.nlm.nih.gov/books/NBK64806/

Kitchen, M. (2020). *Interpreting Alexander III of Macedon's „Sexuality" in the Ancient Greco-Macedonian World* (Western Illinois Historical Review, Vol. 11). Available from http://www.wiu.edu/cas/history/wihr.php#:~:text=The%20Western%20Illinois%20Historical%20Review,at%20WIU%20each%20academic%20year

Kürsten, K. (2018). *Lebensentwürfe von homosexuellen „jungen Alten" als Herausforderung für die stationäre Altenpflege der Zukunft* [unveröffentlichte Masterthesis an der Katholischen Hochschule NRW], Abteilung Köln.

Kürsten, K. (2024). *Stonewall kommt in die Jahre. Eine feministisch-anerkennungstheoretische Studie zum gelingenden Alter(n) queerer Menschen* (Vallendarer Schriften der Pflegewissenschaft, Bd. 15). Springer Verlag. https://doi.org/10.1007/978-3-658-43662-9

Monro, S. (2015). LGBT/queer sexuality, history of, Europe. In P. Whelehan & A. Bolin (Eds.), *The International Encyclopedia of Human Sexuality* (pp. 688–692). John Wiley & Sons. https://doi.org/10.1002/9781118896877.wbiehs268

Ogles, J. (2016, October 21). *15 gay romances of the Renaissance era.* Advocate. Available from https://www.advocate.com/arts-entertainment/2016/10/21/15-gay-romances-renaissance-era?pg=2&TB_iframe=true&width=850&caption=Advocate.com&keepThis=true&height=650

Traister, T. (2022). *Fast Facts about LGBTQ+ Care for Nurses.* Springer Publishing Company.

The Joint Commission. (2011). *Advancing effective communication, cultural competence, and patient- and family-centered care for the lesbian, gay, bisexual, and transgender (LGBT) community: A field guide.* Available from https://www.jointcommission.org/-/media/tjc/documents/resources/patient-safety-topics/health-equity/lgbtfieldguide_web_linked_verpdf.pdf?db=web&hash=FD725DC02CFE6E4F21A35EBD839BBE97

Weiterführende Literatur

AARP (The American Association of Retired Persons). (2020). *Maintaining Dignity. Understanding and Responding to the Challenges Facing Older LBGT Americans.* Available from https://www.aarp.org/content/dam/aarp/research/surveys_statistics/life-leisure/2020/maintaining-dignity-lgbt-reformatted.doi.10.26419-2Fres.00217.006.pdf

Aldrich, R. (2020, May 29). *Historical views of homosexuality: European Colonialism.* Oxford Research Encyclopedia of Politics. https://doi.org/10.1093/acrefore/9780190228637.013.1246

Bennington-Castro, J. (2023, June 07). *The Supreme Court rulings that have shaped gay rights in America.* A&E Television Networks: History. Available from https://www.history.com/news/supreme-court-cases-gay-lgbt-rights

CNN. (2024, May 21). *LGBTQ rights milestones fast facts.* Available from https://www.cnn.com/2015/06/19/us/lgbt-rights-milestones-fast-facts/index.html

GLSEN. (2024). *LGBTQ history.* Available from https://www.glsen.org/lgbtq-history

Martos, A.J., Wilson, P.A. & Meyer, I.H. (2017). Lesbian, gay, bisexual, and transgender (LGBT) health services in the United States: Origins, evolution, and contemporary landscape. *PLoS One, 12*(7), e0180544. https://doi.org/10.1371/journal.pone.0180544

Ruben, M. A., Livingston, N. A., Berke, D. S., Matza, A. R. & Shipherd, J. C. (2019). Lesbian, gay, bisexual, and transgender veterans' experiences of discrimination in health care and their relation to health outcomes: A pilot study examining the moderating role of provider communication. *Health Equity*, *3*(1), 480–488. Available from https://doi.org/10.1089/heq.2019.0069

3 Sexuelle Orientierung und Geschlechtsidentität

In diesem Kapitel werden die Konzepte sexuelle Orientierung und Geschlechtsidentität betrachtet. Pflegefachpersonen, die diese Konzepte verstehen, werden auch das Leben von LGBTQ-Personen besser verstehen. Sexuelle Orientierung und Geschlechtsidentität sind angeborene und unveränderbare Aspekte des Menschen und ein wesentlicher Teil dessen, wer wir als Persönlichkeiten sind.

In diesem Kapitel erfahren Sie:

1. mehr über die Grundlage von sexueller Orientierung und Geschlechtsidentität,
2. weshalb es in der Gesundheitsversorgung wichtig ist, Informationen zu sexueller Orientierung und Geschlechtsidentität zu sammeln,
3. was es für LGBTQ-Menschen bedeutet, sich zu outen und wie Pflegefachpersonen sie dabei unterstützen können.

3.1 Sexuelle Orientierung

Worauf bezieht sich der Begriff sexuelle Orientierung und welche Dimensionen sind einbezogen?

Jeder Mensch hat eine sexuelle Orientierung. Man versteht darunter ein bestimmtes Muster emotionaler, romantischer und/oder sexueller Anziehung zu Männern, Frauen oder beiden Geschlechtern (American Psychological Association, 2008). Die sexuelle Orientierung einer Person kann sich auch auf ihr Identitätsgefühl beziehen, das auf diesen Anziehungen, den damit einhergehenden Verhaltensweisen und der Zugehörigkeit zu einer Gemeinschaft gleichveranlagter Menschen beruht. **Abbildung 3-1** zeigt die drei Dimensionen der sexuellen Orientierung.

Die sexuelle Orientierung einer Person bewegt sich nicht linear auf einem Kontinuum; sie kann sich im Laufe ihres Lebens immer wieder ändern. Es gibt Menschen, die sich ausschließlich zum anderen Geschlecht hingezogen fühlen, andere ausschließlich zum gleichen, während die sexuelle Orientierung bei wieder anderen variabel ist. Sie sollte ihrem Wesen nach als fluid und veränderlich betrachtet werden.

Im Kontext der lesbischen, gay, bisexuellen, trans und queeren Menschen (LGBTQ-Akronym) bezieht sich der Begriff sexuelle Orientierung meist auf „LGB", d.h. auf diese drei Kategorien, die in der **Tabelle 3-1** aufgeführt werden.

Angesichts ihrer Unbeständigkeit verwenden manche Menschen für ihre sexuelle Orientierung unterschiedliche Label oder überhaupt kein Label. Weltweit haben viele Kulturen und Länder beschreibende Begriffe für die sexuelle Orientierung, und oft sind mehrere Bezeichnungen im Umlauf. (Für eine Liste anderer Begriffe zur Beschreibung der sexuellen Orientierung s. Kap. 1).

Fast Facts

Sexuelle Orientierung ist eine separate Entität und etwas anderes als Geschlecht (*sex*) und Geschlechtsidentität (*gender*).

Für Pflegefachpersonen und andere in Gesundheitsberufen Tätige ist die sexuelle Orientierung ein Merkmal der Person, wie Alter, ethnische Zugehörigkeit und Geschlecht. Wir Menschen bringen unsere sexuelle Orientierung auf verschiedene Weise zum Ausdruck, etwa durch Küsse, Händchenhalten und andere intime Handlungen. Zur sexuellen Orientierung zählt auch die nicht-sexuelle Zuneigung, die sich z.B. in Form von gemeinsamen Zielen und Werten, gegenseitiger Unterstützung und einer dauerhaften Verbundenheit äußert. Die sexuelle Orientierung soll deshalb nicht als Persönlichkeitsmerkmal betrachtet werden. Sie definiert vielmehr eine Personengruppe. Das bedeutet, dass die betreffende Person vermutlich befriedigende und erfüllende romantische Beziehungen eingehen kann, die für viele Menschen eine wesentliche Komponente ihrer persönlichen Identität sind

Tabelle 3-1: LGB-Kategorien (Traister, 2022, S. 23)

Orientierung	Definition
heterosexuell	Sich emotional, romantisch oder sexuell zu Menschen des anderen Geschlechts hingezogen fühlen
schwul/lesbisch	Emotional, romantisch oder sexuell an Menschen des eigenen Geschlechts interessiert sein
bisexuell	Sich emotional, romantisch oder sexuell zu Männern und Frauen hingezogen fühlen

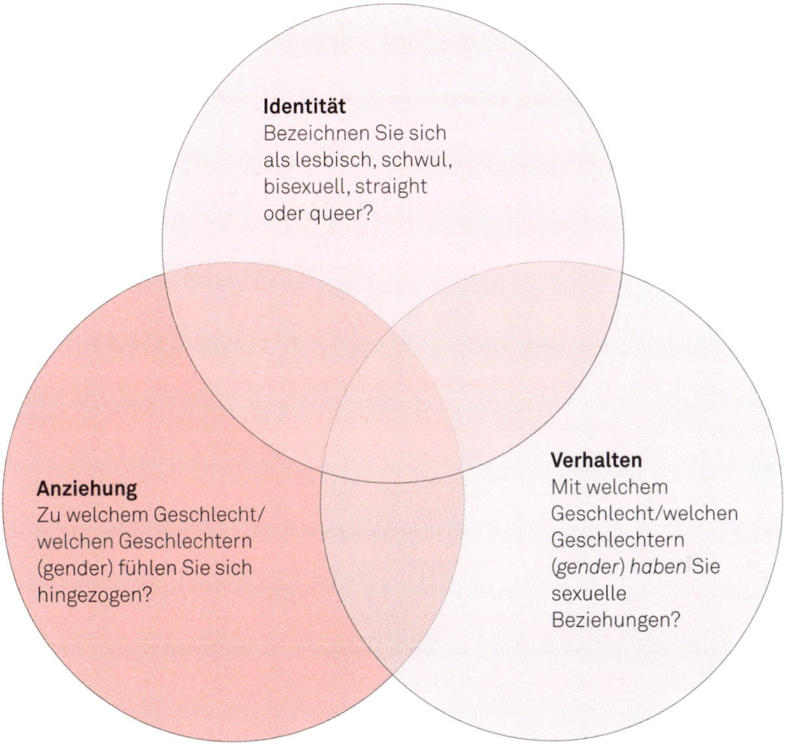

Abbildung 3-1: Die drei Dimensionen der sexuellen Orientierung (Traister, 2022, S. 22; adaptiert nach dem Fenway Institute)

(American Psychological Association, 2008). Die sexuelle Orientierung soll also nicht als Merkmal der Person, vielmehr als breit angelegtes, mit ihren zwischenmenschlichen Beziehungen verwobenes Konzept verstanden werden.

3.2 Ein höchst individueller Prozess

Stigma und Diskriminierung machen es in unserer Gesellschaft und Kultur vielen Menschen schwer, sich mit ihrer sexuellen Orientierung zu arrangieren. Als Pflegefachperson sind wir aufgerufen, unsere Patient:innen bei diesem einzigartigen Prozess zu unterstützen und zwar zu ihren Bedingungen, sowie zu bedenken, dass er bei jeder Person anders verläuft.

- Die sexuelle Orientierung macht sich meist zwischen mittlerer Kindheit und früher Adoleszenz bemerkbar.

- Sexuelle Anziehung und die damit einhergehenden emotionalen und romantischen Reaktionen können sich auch ohne vorangehende sexuelle Erfahrung bemerkbar machen.
  - Menschen können sexuell enthaltsam sein und gleichwohl ihre sexuelle Orientierung spüren oder kennen.
- Jeder Weg ist einzigartig und verläuft individuell.
  - Jede lesbische, schwule und bisexuelle Person empfindet ihre sexuelle Orientierung anders.
- Manche kennen ihre sexuelle Orientierung lange bevor sie eine Beziehung eingehen. Andere wiederum sind sexuell aktiv (mit dem gleichen oder dem anderen Geschlecht), bevor sie ihrer sexuellen Orientierung einen Namen geben.

Es gibt in der Forschung bislang keinen Konsens darüber, weshalb jemand eine bestimmte sexuelle Orientierung entwickelt, sei es eine heterosexuelle, lesbische, schwule oder bisexuelle. Wissenschaftliche Untersuchungen der Genetik, der hormonellen Entwicklung sowie der sozialen und kulturellen Einflüsse konnten bislang nicht schlüssig beweisen, dass ein bestimmter Faktor oder mehrere Faktoren für die sexuelle Orientierung verantwortlich sind. Die meisten Menschen haben das Gefühl, ihre sexuelle Orientierung nicht oder kaum frei wählen oder steuern zu können.

Sexuelle Orientierungen sind keine Störungen

Pflegefachpersonen müssen wissen, dass lesbische, schwule, bisexuelle und andere sexuelle Orientierungen keine psychischen Störungen sind.

- Die Forschung hat keinen Zusammenhang zwischen einer sexuellen Orientierung und Psychopathologie gefunden.
- Gleichgeschlechtliche und gegengeschlechtliche Verhaltensweisen sind normale Aspekte der Sexualität eines Menschen.
- Von jeher gab es allen Kulturen weltweit Darstellungen und schriftliche Zeugnisse sexueller Verhaltensweisen.

Die American Psychiatric Association (APA) hat 1973 Homosexualität aus dem Diagnostischen und Statistischen Manual Psychischer Störungen (DSM) entfernt und vertritt seither die Ansicht, dass Homosexualität keine psychische Störung ist. Die Streichung der Homosexualität als Krankheit aus der International Statistical Classification of Diseases and Related Health Problems (ICD) erfolgte erst mit dessen 10. Fassung im Jahr 1990 (Anm. d. Hrsg.). Alle führenden medizinischen und psychiatrischen Organisationen in den USA sind heute der Meinung, dass diese verschiedenen Orientierungen typisch menschliche Empfindungen sind. Pflegefachpersonen können helfen, der Stigmatisierung und Diskriminierung von LGBTQ-Personen ein Ende zu setzen, indem sie lesbische, schwule, bisexuelle und andere sexuelle Orientierungen als normal betrachten.

Fast Facts

Jeder Mensch hat eine sexuelle Orientierung und eine Geschlechtsidentität.

3.3 Geschlechtsidentität

Dieses Kapitel erklärt den Unterschied zwischen dem biologischen und sozialen Geschlecht und beschreibt, warum die Geschlechtsidentität als Spektrum bzw. als Kontinuum ein authentisches Gender-Modell darstellt und betrachtet die Dimensionen.

3.3.1 Unterschied zwischen biologischem und sozialem Geschlecht

Pflegefachpersonen müssen den wesentlichen Unterschied zwischen den Begriffen biologischem Geschlecht (*sex*) und sozialem Geschlecht (*gender*) kennen. Dieses Wissen ist der Schlüssel zur kulturkongruenten pflegerischen Versorgung gender-diverser Menschen.

Das biologische *Geschlecht (sex)* wird definiert als *Merkmale, die Männer und Frauen unterscheiden. Meist sind damit die körperlichen und biologischen Merkmale gemeint.*

Das soziale Geschlecht (*gender*) wird definiert als *Zustand des Mann- oder Frau- oder Neutrum-Seins.*

Das biologische und soziale Geschlecht unterscheiden sich, weil mit dem biologischen Geschlecht (sex) die biologischen Aspekte von Männlichkeit und Weiblichkeit gemeint sind, während das soziale Geschlecht (gender) die psychologischen, verhaltensbezogenen, sozialen und kulturellen Aspekte des Mann- oder Frau-Seins impliziert (d.h. Maskulinität oder Femininität) (American Psychological Association, 2024).

3.3.2 Gender als Spektrum

Bitte beachten, dass die Begriffe soziales Geschlecht (*gender*) und biologisches Geschlecht (*sex*) nicht austauschbar eingesetzt werden können. Die obigen Definitionen zeigen, dass es sich dabei um zweierlei Konzepte handelt. Während die

Aspekte des biologischen Geschlechts (sex) in allen Kulturen die gleichen sind, können sich die Aspekte des sozialen Geschlechts (gender) unterscheiden. Gender ist nicht zwingend an die anatomischen Gegebenheiten gebunden. In westlichen Gesellschaften wie den USA betrachten Gesundheitsorganisationen und die Allgemeinheit Gender als *binäres* Konzept, d.h. dass eine Person entweder Mann oder Frau ist. Das binäre Konzept ist jedoch außer Stande, die Varianten des sozialen Geschlechts zu erfassen, die weltweit beobachtet wurden und weiterhin beobachtet werden. Betrachten wir Gender jedoch als Spektrum, als Kontinuum, entsteht ein wirklich authentisches Gender-Modell, das wir bei unseren Patient:innen und generell allen Menschen achten und akzeptieren können.

Fast Facts

Geschlecht (*sex*) und soziales Geschlecht (*gender*) unterscheiden sich insofern, als mit sex die biologischen Aspekte von Männlichkeit und Weiblichkeit gemeint sind, während gender die psychologischen, verhaltensbezogenen, sozialen und kulturellen Aspekte des Mann- oder Frau-Seins impliziert.

Gender ist allgegenwärtig. Geschlechtsrollen werden uns von Geburt an gelehrt, und geschlechtsspezifische Erwartungen begleiten uns ständig. Selbst Berufe, wie die professionelle Pflege, wurden „gegendert“, und Männer, die diesen Beruf ausüben, sind dort Geschlechtsrollenstereotypen ausgesetzt. Viele unserer Geschlechtsrollen und Rollenerwartungen sind fest in unserer Kultur verankert; Spielzeug, Farben, Verhalten und zahllose andere Aspekte unseres Lebens sind daran orientiert. Das Konzept von Gender und verschiedene andere Faktoren haben großen Einfluss auf unseren Alltag; viele Menschen können sich nicht vorstellen, auf andere Art durchs Leben zu kommen. Wer den gesellschaftlichen Erwartungen entspricht, wird sich eher selten fragen, was Gender für die eigene Person und andere bedeutet. Pflegefachpersonen müssen erkennen, welche Rolle das soziale Geschlecht in unserer Gesellschaft spielt und dass es Leute gibt, die außerhalb der gesellschaftlichen Normen leben und deshalb vermutlich einigen Herausforderungen begegnen. Nur wenn wir die individuellen Erfahrungen, die jede einzelne Person mit ihrem sozialen Geschlecht macht, verstehen und validieren, können wir sie diversitätssensibel pflegen.

3.3.3 Dimensionen der Geschlechtsidentität

Die Geschlechtsidentität eines Menschen wird ferner definiert vom inneren Empfinden seines Geschlechts. Wie die sexuelle Orientierung, ist auch die Geschlechtsidentität selbstdefiniert und das Ergebnis einer Kombination aus inneren und äußeren Faktoren, dargestellt in **Abbildung 3-2**. Bereits Zwei- oder Dreijährige fangen an, ein Gefühl für ihre Geschlechtsidentität zu entwickeln.

Die meisten Menschen werden sich als männlich oder weiblich identifizieren. Manche haben das Gefühl, mehr männliche oder mehr weibliche Anteile zu haben, bezeichnen sich jedoch weiter als Mann oder Frau. Andere ordnen sich keinem der beiden Geschlechter zu. Sie beschreiben sich vielleicht als gender-queer, gender-variant oder gender-fluid.

- Eine Person beispielsweise, die sich als Mann fühlt und ihre Geschlechtsidentität am liebsten mit männlichen Begriffen benennt, hat eine männliche Geschlechtsidentität.
- Eine Person, deren zugewiesenes Geschlecht und Geschlechtsidentität übereinstimmen, wird *cis-gender* genannt.
- Eine Person, deren zugewiesenes Geschlecht sich von ihrer Geschlechtsidentität unterscheidet, wird *transgender/transgeschlechtlich* oder *trans Person* genannt.
- Mit *Zuweisungsgeschlecht, bei der Geburt zugewiesenes Geschlecht* oder *biologisches Geschlecht* ist das Etikett gemeint, das Menschen bei der Geburt bekommen. Dabei geht es vor allem um körperliche Attribute wie den Chromosomensatz, um Hormone und die Anatomie.

Trans Menschen

Wie für die sexuelle Orientierung, gibt es auch keine allgemeingültigen Erklärungen dafür, weshalb manche Menschen transgender sind. Sie sind äußerlich so verschieden und ihre Leben unterscheiden sich so sehr, dass es nicht nur eine Antwort geben kann. Viele Fachleute glauben, dass biologische Faktoren, wie Genetik und pränatale Hormonspiegel sowie frühkindliche Erfahrungen, Ereignisse in der Adoleszenz oder im Erwachsenenalter zu Transgender-Identitäten beitragen.

Trans Menschen sind sich ihrer Identität oft bereits in der frühen Kindheit bewusst, manche erkennen sie erst in irgendeinem anderen Lebensalter. Manche erinnern sich an das Gefühl „nicht reinzupassen“, d.h. nicht ihrem Zuweisungsgeschlecht zu entsprechen, spüren vielleicht das Verlangen, etwas Anderes zu sein oder haben diesbezüglich spezifische Wünsche. Das Erkennen und Erkunden ih-

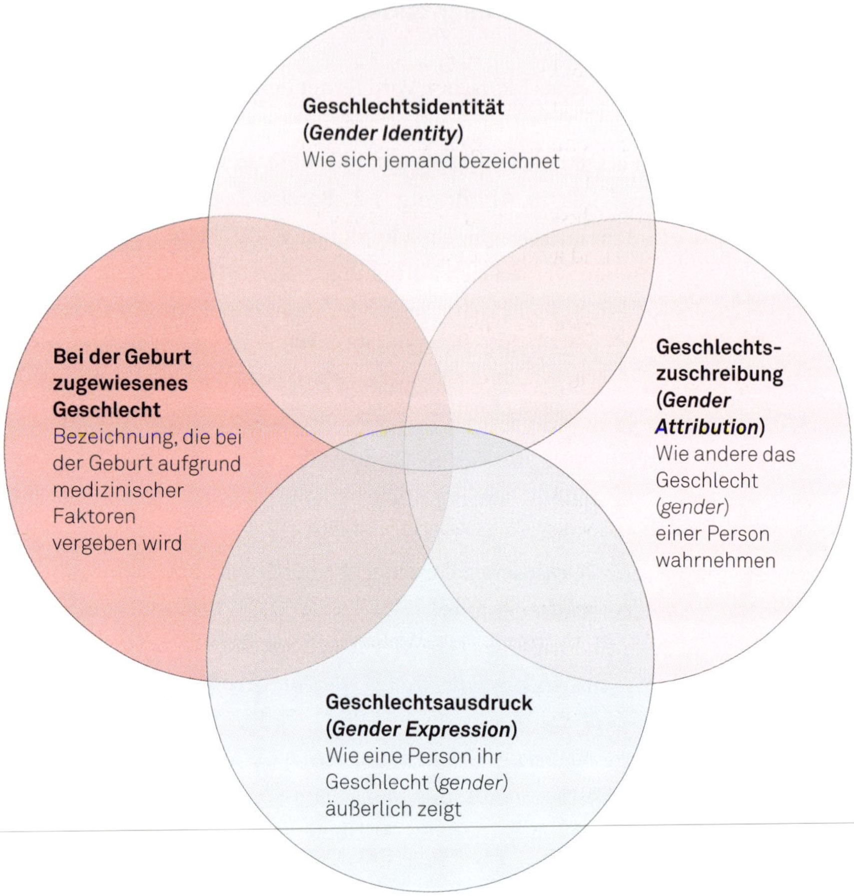

Abbildung 3-2: Die vier sich überschneidenden Domänen der Geschlechtsidentiät (Traister, 2022, S. 26)

rer trans Identität kann bei manchen Betroffenen Schamgefühle oder Verunsicherung auslösen.

Angleichung an die Geschlechtsidentität

Der Prozess, in dessen Verlauf eine trans Person die soziale und/oder medizinische Angleichung an das erlebte Geschlecht vollzieht, heißt Transition. Pflegefachpersonen sollen die mit Transition und geschlechtsangleichenden Maßnahmen verbundenen Begriffe kennen und deren Bedeutung verstehen.

Der Gebrauch überholter Begriffe wie „operative Geschlechtsumwandlung" kann der Pflegeperson-Patient:in-Beziehung schaden und das, was trans Menschen tatsächlich erleben, abwerten. Die geschlechtsangleichenden Maßnahmen können für manche Betroffene kompliziert und schwierig sein.

Dazu können folgende Schritte gehören:

- medizinische und chirurgische Verfahren
- Änderung des Geschlechtseintrags in Dokumenten
- soziale Veränderungen
- Coming-out im Freundeskreis und in der Familie
- sich neu orientieren und an das Leben in einem anderen Geschlecht anpassen.

Kasten 3-1: Tipps für den Umgang mit trans Menschen

- Ergreifen Sie selbst die Initiative und informieren Sie sich über Transgender-Themen.
- Achten Sie auf Ihre Vorurteile in Bezug auf Menschen mit nicht genderkonformer äußerer Erscheinung und nicht genderkonformem Verhalten.
- Machen Sie sich bewusst, dass auch trans Personen verschiedenen soziokulturellen Gruppen angehören können (z. B. einer bestimmten Ethnie, sozialen Klasse, Religion, Altersgruppe, Behindertengruppe). Es gibt keine allgemeingültige Art, wie ein trans Mensch auszusehen oder sich zu verhalten hat.
- Sprechen Sie die Person mit den Namen und Pronomen an, die zu ihrer Präsentation und Geschlechtsidentität passen. Im Zweifelsfall einfach fragen.
- Stellen Sie keine Vermutungen an über die sexuelle Orientierung eines trans Menschen, über dessen Wunsch nach einer Hormonbehandlung oder einem medizinischen Eingriff oder über andere Aspekte seiner Identität oder Transitionspläne.
- Bitte Gender-Nonkonformität nicht mit Transgender-Sein verwechseln. Nicht alle Menschen, die androgyn oder nicht genderkonform wirken, bezeichnen sich als transgender oder haben einen Transitionswunsch.
- Bieten Sie Partner:innen, Eltern und Kindern Unterstützung an. Nehmen Sie ihre Sorgen ernst und vermitteln Sie ihnen Ressourcen.
- Setzen Sie sich für die Rechte von trans Menschen ein.

Pflegefachpersonen sollen trans Menschen den ganzen Transitionsprozess über begleiten und unterstützen und nie vergessen, dass die einzelnen Komponenten der Transition höchst individualisiert sind. Vermutlich werden nicht alle Betroffene alle Komponenten benötigen, wobei die Reihenfolge der Schritte flexibel der Person angepasst sein soll (**Kasten 3-1**).

3.4 Coming-out

Von Coming-out sprechen LGBTQ-Personen, um einige Aspekte ihrer Erfahrungen zu beschreiben, die mit ihrer sexuellen Orientierung oder Geschlechtsidentität zu tun haben. Coming-out kann einfach nur bedeuten, dass eine LGBTQ-Person eine andere Person über ihre sexuelle Orientierung oder Geschlechtsidentität informiert. Bei vielen ist das Coming-out jedoch ein komplexer Vorgang, der bei jeder LGBTQ-Person anders verläuft. Oft ist ihr Coming-out der erste Schritt in Richtung Selbsterkenntnis und Akzeptanz der eigenen sexuellen Orientierung oder Geschlechtsidentität. Manche outen sich umfassend, andere ziehen es vor, nur einem oder wenigen Menschen von sich zu erzählen.

Fast Facts

LGBTQ-Menschen müssen bei jeder Begegnung mit einer neuen Person und in jeder neuen Umgebung bewusst entscheiden, ob, wann, wem gegenüber und wie sie sich outen wollen.

Pflegefachpersonen müssen das Coming-out als einen graduellen, nie ganz abgeschlossenen Prozess verstehen; es wird immer wieder neue Leute geben, die zu informieren sind. Pflegefachpersonen können viel bewirken, ja sogar das Leben ihrer LGBTQ-Patient:innen zum Positiven verändern, wenn sie sensibel auf ihre Bedürfnisse eingehen und die Komplexität des Coming-out-Prozesses erkennen.

- Die Überzeugungen und Normen bezüglich Gender und Sexualität unterscheiden sich je nach Kultur, ethnischer Zugehörigkeit, Religion und Land, in dem die Person lebt, weshalb jeder Coming-out-Prozess einzigartig ist.
- Die meisten lesbischen, schwulen und bisexuellen Menschen werden sich ihrer sexuellen Orientierung in der Jugend oder im frühen Erwachsenenalter bewusst.
- Manche entdecken ihre sexuelle Orientierung ohne vorherige sexuelle Aktivität, andere gewinnen durch sexuelle Erfahrungen Klarheit.
- Für trans Menschen kann das Coming-out heikel und kompliziert sein, bedeutet es doch, ihr innerstes Selbst offenzulegen und andere über die Veränderung ihrer Geschlechtsidentität, ihrer äußeren Erscheinung, sozialen Rolle und mitunter ihrer Anatomie zu informieren. Manche können den Zeitpunkt ihres Coming-out selbst bestimmen, andere werden von ihrem Erscheinungsbild oder während ihrer Transition dazu gezwungen.

- LGBTQ-Menschen müssen bei jeder Begegnung mit einer neuen Person und in jeder neuen Umgebung bewusst entscheiden, ob, wann, wem gegenüber und wie sie sich outen wollen.

Wie Pflegefachpersonen LGBTQ-Menschen beim Coming-out unterstützen können

- Bleiben Sie offen für das non-binäre Konzept von Gender und Sexualität, das von manchen Menschen gelebt wird.
- Vermeiden Sie Vorurteile und Geschlechtsstereotypen.
- Machen Sie sich klar, dass der Coming-out-Prozess stets individuell verläuft, fragen Sie sich, an welchem Punkt des Prozesses die Person derzeit wohl steht und wie sich ihr Zustand auf die klinische Versorgung und die Beziehungen auswirken könnte.
  - Dieser Vorgang kann auch das Ich-Erleben, die Selbstfürsorge und das Verhalten der Person bei Pflegehandlungen/klinischen Begegnungen beeinflussen.
  - Manche Menschen, denen das Coming-out schwerfällt, zeigen ein maladaptives Coping und Hochrisikoverhalten, wie Drogen- und Alkoholabusus, sexuelle Promiskuität und andere selbstschädigende Verhaltensweisen.
- Entwickeln Sie ein Gespür für die Rolle von Ethnizität und Religion im Coming-out-Prozess der Person.
- Achten Sie darauf, wie sich LGBTQ-Personen selbst beschreiben und wie sie ihre Partner:innen und ihren Körper beschreiben. Spiegeln Sie ihre Sprache.
- Vermitteln Sie ihnen, dass LGBTQ-Sein eine gesunde, normale und positive Art ist, Gender und Sexualität zu leben.
- Bleiben Sie stets positiv und wertschätzend, wenn sie über sexuelle Themen und Geschlechtsidentität sprechen.
- Halten Sie Informationen bereit, z. B. über Selbsthilfegruppen und lokale Anlaufstellen für LGBTQ-Menschen, über verhaltenstherapeutisch arbeitende Fachpersonen und Gesundheitsdienstleister:innen, die auf ihre Bedürfnisse spezialisiert sind. Weisen Sie auch den Freundeskreis und die Angehörigen der LGBTQ-Person auf diese Unterstützungsmöglichkeiten hin und erklären Sie ihnen, wie sie selbst eine Stütze sein können.

3.5 Literatur

American Psychological Association. (2008). *Understanding sexual orientation and homosexuality*. Available from https://www.apa.org/topics/lgbtq/orientation

American Psychological Association. (2024). *Understanding transgender people, gender identity and gender expression*. Retrieved June 14, 2024, from https://www.apa.org/topics/lgbtq/transgender-people-gender-identity-gender-expression

Traister, T. (2022). *Fast Facts about LGBTQ+ Care for Nurses*. Springer Publishing Company.

Weiterführende Literatur

Dawson, J. (2018). *This book is gay*. Hot Key Books.

Faderman, L. (2016). *The gay revolution: The story of the struggle*. Simon & Schuster Paperbacks.

Gender Spectrum. (2019). *Resources & FAO. Understanding Gender*. Available from https://www.genderspectrum.org/resources

Makadon, H.J., Mayer, K.H., Potter, J. & Goldhammer, H. (2015). *The Fenway guide to lesbian, gay, bisexual, and transgender health*. American College of Physicians.

National LGBTQIA+ Health Education Center. (2024). *We Are The National LGBTQIA+ Health Education Center*. Available from https://www.lgbtqiahealtheducation.org/

Planned Parenthood. (2024). *Sex and gender identity*. Available from https://www.plannedparenthood.org/learn/gender-identity/sex-gender-identity

Wharton, A.S. (2012). *The sociology of gender: An introduction to theory and research* (2nd ed.). Wiley-Blackwell. https://doi.org/10.1093/obo/9780199756384-0127

4
LGBTQ und kulturelle Kompetenz

Zur diversitätssensiblen Pflege gehören bestimmte Kenntnisse, innere Einstellungen und Fertigkeiten, die die Versorgung diverser Populationen, etwa von LGBTQ-Personen, erleichtern. Der Erwerb kultureller Kompetenz ist eine lebenslange Aufgabe, weil sich unsere Welt weiterentwickelt und zunehmend diverser wird. In diesem Kapitel wird herausgearbeitet, was kulturelle Kompetenz ist, was sie für LGBTQ-Personen bedeutet und wie Pflegefachpersonen kulturelle Kompetenz in ihre Arbeit auf allen Ebenen integrieren können.

In diesem Kapitel erfahren Sie:
1. wie wichtig bei der Pflege von LGBTQ-Personen kulturelle Kompetenz ist,
2. welcher Bezugsrahmen für kulturelle Kompetenz zum besseren Verständnis des Konzepts beiträgt,
3. mit welchen praktischen Schritten LGBTQ-Personen kulturkompetent versorgt werden,
4. wie Sie den Grad Ihrer kulturellen Kompetenz ermitteln und verbessern können.

[Im Deutschen kann der vom Autor im Englischen genutzte Begriff „culturally competent" auch als diversitätssensibel/diversitätsgerecht verstanden und übersetzt werden. Dieser wird an einigen Stellen im Buch so gemacht. Anm. d. Hrsg.]. [In der deutschsprachigen Literatur wird das Konzept der transkulturellen oder transkategorialen Kompetenz ausführlich in dem Hauptwerk von Domenig (2021) beschrieben, exemplifiziert und visualisiert. Anm. d. Lek.]

4.1 Einführung

Die heutige US-amerikanische Gesellschaft (so wie jene aller Nationen mit hohen Zuwanderungszahlen; Anm. d. Hrsg) hat kulturelle Kompetenz zweifellos nötiger denn je. Dank des technischen Fortschritts leben wir in einer globalisierten Welt, in der alle Gesellschaften miteinander verflochten sind wie nie zuvor in der Menschheitsgeschichte. Dennoch gibt es Stimmen, die das Streben der Gesundheitsdienstleister:innen nach kultureller Kompetenz als „politisch korrektes Verhalten, Marotte oder Modeerscheinung" (Domenig & Cattacin, 2015) abtun. In unserem Gesundheitssystem kommt es jedoch leider oft zu Zwischenfällen, die zu Schäden, ja sogar zum Tod führen, weil es an kultureller Kompetenz und kulturellem Verständnis fehlt.

Für die LGBTQ-Population ist kulturelle Kompetenz der Schlüssel zur Eliminierung gesundheitlicher Ungleichheiten. Negative innere Einstellungen und fehlendes Wissen sind als zwei der höchsten Barrieren identifiziert worden, die LGBTQ-Menschen den Zugang zu kulturkompetenter pflegerischer und medizinischer Versorgung verwehren (Gendron et al., 2013; Lim et al., 2014; Moone et al., 2016). Eine Studie hat ergeben, dass es in den meisten Einrichtungen keine gender-inklusiven Patient:innenaufnahmeformulare gibt, dass Pflegefachpersonen nicht recht wissen, wie sie LGBTQ-Personen befragen und mit ihnen kommunizieren sollen und dass ihre Kenntnisse über trans Menschen mangelhaft sind (Carabez et al., 2015). Die negativen Implikationen dieser Ergebnisse haben das Forschungsteam veranlasst, die institutionelle Auslöschung und Unsichtbarkeit von trans Personen in der Pflege näher zu untersuchen (Carabez et al., 2015).

4.1.1 Kulturelle Kompetenz – Definition

- Kulturelle Kompetenz beruht auf dem Prinzip der sozialen Gerechtigkeit und dem Prinzip der Menschenrechte (Douglas et al., 2014).
- Der International Council of Nurses (ICN) gibt zu bedenken, dass zur Vielfalt Akzeptanz und Respekt gehören, was für Pflegefachpersonen bedeutet, dass sie die Einzigartigkeit eines jeden Menschen achten und die individuellen Unterschiede der ihnen anvertrauten Menschen anerkennen müssen (ICN, 2013).
  - Dem ICN zufolge betreffen diese Unterschiede folgende Dimensionen: ethnische Zugehörigkeit, Gender (inklusive Geschlechtsidentität, sexuelle Orientierung), sozio-ökonomischer Status, Alter, körperliche Verfassung, spirituelle oder religiöse Überzeugungen, politische Überzeugungen und andere Weltanschauungen (ICN, 2013).
- Kulturkompetente Pflege ist eine wichtige Komponente der Gesundheitsversorgung.
- In der Fachliteratur wird kulturelle Kompetenz auch mit anderen Begriffen beschrieben. Sie wird manchmal als kulturkongruente Pflege, transkulturelle pflegerische Versorgung oder kultursensible Pflege bezeichnet.

- Pflegefachpersonen, die kulturkompetent arbeiten, tragen zum Abbau gesundheitlicher Ungleichheiten bei, und zwar durch Empowerment der Patient:innen, indem sie kulturelle Überzeugungen in die Gesundheitsversorgung integrieren und auch vulnerablen Bevölkerungsgruppen den Zugang zu Gesundheitsversorgung ermöglichen (Douglas et al., 2014).
  - Das U.S. Department of Health and Human Services, Office of Minority Health (Minority Health, n.d.) hat kulturelle Kompetenz zu einem Anliegen von nationaler Bedeutung erklärt.
- Madeleine Leininger war in den 1950er Jahren die erste Person, die den Gedanken der transkulturellen Pflege entwickelt hat; auf ihrem Werk aufbauend sind dann viele Modelle und andere Theorien entstanden (Merryfeather & Bruce, 2014).
- Merryfeather und Bruce definieren eine kulturell kompetente Pflegefachperson als „Person, die sich der Unterschiede zwischen den verschiedenen Kulturen bewusst ist, daraufhin persönliche Sensibilität entwickelt und schließlich dank ihrer kulturellen Sicherheit die Menschen so versorgt, wie es deren Definition von kultureller Kompetenz entspricht“ (Merryfeather & Bruce, 2014, S. 116).

4.1.2 Transkulturelle und transkategoriale Kompetenz

Dagmar Domenig hat in ihrem Werk „Transkulturelle Kompetenz“ (Domenig, 2018) den Begriff geprägt und in einem späteren Werk zur „transkulturellen und transkategorialen Kompetenz“ (Domenig, 2021) als transkategoriale Kompetenz überarbeitet, erweitert und um ein Modell zum transkategorialen Assessment (Domenig, 2021, S. 690–691) ergänzt. Die Begriffe transkulturelle und transkategoriale Kompetenz hat sie wie folgt definiert:

- „Transkulturelle Kompetenz ist die Fähigkeit, individuelle Lebenswelten in der besonderen Situation und in unterschiedlichen Kontexten zu erfassen, zu verstehen und entsprechende, angepasste Handlungsweisen daraus abzuleiten. Transkulturell kompetente Fachpersonen reflektieren eigene lebensweltliche Prägungen und Vorurteile, haben die Fähigkeit, die Perspektive anderer zu erfassen und zu deuten, und vermeiden Kulturalisierungen und Stereotypisierungen von bestimmten Zielgruppen“ (Domenig, 2018, S. 174).
- „Transkategoriale Kompetenz beinhaltet die Fähigkeit, individuelle Lebenswelten in der besonderen Situation und in unterschiedlichen Kontexten zu erfassen, zu verstehen und entsprechend angepasste Handlungsweisen daraus abzuleiten. Transkategorial kompetente Fachpersonen reflektieren eigene le-

bensweltliche Prägungen und Vorurteile, haben die Fähigkeit, die Perspektive anderer zu erfassen und zu deuten, und vermeiden Stereotypisierungen und Stigmatisierungen bestimmter Zielgruppen. Sie sind sich weiter bewusst, dass in pluralen Gesellschaften komplexe Identitäten die Norm sind und deren Lebenswelten von unterschiedlichen Kategorien, wie Mobilität, sexueller Orientierung, Geschlecht, Behinderung, Alter usw. geprägt sind, die jede für sich oder intersektional zu Diskriminierungserfahrungen und sozialen Ausgrenzungen führen können" (Domenig, 2021, S. 664). [Anm. d. Lek.]

Fast Facts

Kulturelle Kompetenz soll als lebensbegleitender Lernprozess verstanden werden und als Ziel, dass eine Person aus eigenem Antrieb aktiv verfolgt.

4.2 LGBTQ-Menschen und kulturelle Kompetenz

Die LGBTQ-Population ist eine globale Population, die aus einer großen Vielfalt an Menschen aus zahlreichen unterschiedlichen Communitys und Familien besteht. Überall beeinflussen die aktuellen gesellschaftlichen Entwicklungen die Weltsicht der Menschen, und das hat direkte Auswirkungen auf die pflegerische Versorgung der LGBTQ-Population und auf die Einstellungen ihr gegenüber. Daraus folgt, dass Pflegefachpersonen, die LGBTQ-Menschen kulturkompetent pflegen, eigentlich eine sehr diverse Personengruppe kulturkompetent pflegen.

Pflegefachpersonen und Gesundheitsdienstleister:innen, die kulturelle Kompetenz anstreben, sollen:

- ihre Vorurteile erkennen,
- sich aktiv weiterbilden, um ihr Wissen über die gesundheitliche Versorgung und Pflege von LGBTQ-Personen zu erweitern und
- ihre diesbezüglichen Wissenslücken schließen.

4.3 LGBTQ-Menschen pflegen: Assessment der eigenen kulturellen Kompetenz

Bevor Sie diese lebenslange Reise antreten, gilt es, den Grad Ihrer persönlichen kulturellen Kompetenz zu ermitteln. Das heißt, dass Sie über Ihre Ansichten, inneren Einstellungen und Weltanschauung nachdenken müssen. Diese können von Ihrer Vergangenheit und Erziehung, von Begegnungen mit anderen Menschen und einer Reihe weiterer Variablen beeinflusst sein.

Pflegefachpersonen können anhand der folgenden Aussagen und Fragen ihre kulturelle Kompetenz in Bezug auf LGBTQ-Menschen ermitteln, beschrieben in **Tabelle 4-1**. Bitte überlegen Sie, wie es um Ihre Fertigkeiten, Kenntnisse und innere Einstellung bestellt ist, wenn Sie anderen Menschen begegnen. Ziel ist es, aufzuzeigen, was Sie tun können, um die Pflege von LGBTQ-Menschen und die Interaktionen mit ihnen effektiver zu gestalten. Bitte nicht vergessen: Es ist nur ein Instrument, kein Test. Die Bewertung soll lediglich helfen, Stärken zu ermitteln und Bereiche zu erkennen, die, um kulturell kompetent zu werden, einer Verbesserung bedürfen.

Die Entwicklung kultureller Kompetenz ist ein kontinuierlicher Prozess lebenslangen Lernens, der nie ganz abgeschlossen ist – das ist stets zu bedenken.

Fast Facts

Kulturelle Kompetenz im Pflegealltag bedeutet, den Fokus auf Wissen, Fertigkeiten, innere Einstellung und Bewusstsein zu richten. Pflegefachpersonen zeigen Mitgefühl und Respekt, indem sie beständig nach kultureller Kompetenz streben.

Die kulturelle Kompetenz stärken – Strategien und Tipps

Bitte reflektieren Sie und führen Sie ein Assessment Ihrer Überzeugungen und Werte durch. Wie passen sie zur Pflege von LGBTQ-Menschen?

- Stellen Sie sich Fragen und nehmen Sie sich Zeit zu erkennen, was die Antworten für LGBTQ-Menschen bedeuten.
- Kommunizieren Sie klar und anschaulich und passen Sie sich dem Kommunikationsstil der LGBTQ-Person an. Spiegeln Sie ihre Redeweise.
- Bleiben Sie aufgeschlossen und unvoreingenommen.
- Bitte nicht vergessen: Sie können es nie zu wahrer Expertise bringen.
- Erweitern und vertiefen Sie Ihr LGBTQ-Wissen.

Tabelle 4-1: Ermittlung der persönlichen LGBTQ-Kompetenz (Traister, 2022, S. 34)

Wissen	**nie**	**manchmal**	**immer**
Ich mache Fehler und lerne daraus.			
Ich bin mir bewusst, dass mein Wissen über bestimmte kulturelle Gruppen begrenzt ist und bemühe mich, Lerngelegenheiten ausfindig zu machen.			
Ich weiß, dass Unterschiede der Geschlechtsidentität und sexuellen Orientierung wichtige Teile der Identität eines Menschen sind, auf die er großen Wert legt.			
Ich kenne die Geschichte der LBGTQ-Bewegung und die Herausforderungen, mit denen diese Population konfrontiert ist.			
Ich weiß, dass Menschen aufgrund ihrer ethnischen Zugehörigkeit, ihres Geschlechts, ihrer Religion usw. mehrere, intersektionelle Identitäten haben können und der Stellenwert der einzelnen Identitäten von Person zu Person variiert.			
Mir ist bewusst, dass eine von Stereotypen geprägte Haltung und diskriminierende Handlungen LGBTQ-Personen enthumanisieren, ja sogar Gewalt aufgrund ihrer Identität fördern können.			
Fertigkeiten	**nie**	**manchmal**	**immer**
Ich entwickle Fertigkeiten, damit ich mit Einzelpersonen und Gruppen effektiv kommunizieren kann.			
Ich kann so handeln, dass mein Tun Respekt vor den Überzeugungen anderer vermittelt.			
Ich erkenne in bestimmten Situationen meine kulturellen Vorurteile und bemühe mich, nicht an meinen Vorurteilen orientiert zu handeln.			
Ich informiere mich über Praktiken, die ich für meine Arbeit brauche – z.B. wie man eine Person nach ihrer Geschlechtsidentität, den gewünschten Pronomen und der sexuellen Orientierung fragt, und kann das Gelernte anwenden.			
Meine Kolleg:innen, die LGBTQ sind, betrachten mich als Verbündete:r und wissen, dass ich sie stets unterstütze.			

Tabelle 4-1: *Fortsetzung*

Bewusstsein	nie	manchmal	immer
Ich halte Unterschiede für etwas Positives.			
Ich habe ein klares Gefühl meiner Geschlechtsidentität und meiner sexuellen Orientierung.			
Ich weiß, dass ich LGBTQ-Personen gegenüber voreingenommen bin.			
Ich bin mir meines Unbehagens bewusst, wenn ich Menschen begegne, deren Geschlechtsidentität oder sexuelle Orientierung sich von der meinen unterscheidet.			
Ich nutze jede Gelegenheit, mich an Orten aufzuhalten, an denen ich mehr über Unterschiede lernen und Kontakte knüpfen kann.			
Ich bin mir bewusst, dass und wie meine kulturelle Perspektive mein Urteil über normales Gesundheitsverhalten und normale Kommunikationsstile prägt.			
Innere Einstellung	**nie**	**manchmal**	**immer**
Ich halte weibliche und männliche Homosexualität und Bisexualität für natürliche sexuelle Ausdrucksformen.			
Eine Person, die das Gefühl hat, ihr biologisches Geschlecht passe nicht zu ihrer Geschlechtsidentität, täuscht sich oder ist verwirrt.			
Transgender- oder non-binär-Sein ist ein natürlicher Ausdruck der Geschlechtsidentität.			
Ich würde mich weigern, eine LGBTQ-Person zu pflegen.			
Ich glaube, dass ich mit einer pflegebedürftigen Person, die sich als LGBTQ identifiziert, kulturell angemessen sprechen könnte.			
LGBTQ-Personen haben spezifische Gesundheits- und Betreuungsbedürfnisse, die Pflegefachpersonen unbedingt kennen müssen.			

- Schaffen Sie eine einladende Umgebung, in der sich LGBTQ-Menschen willkommen fühlen.
- Verwenden Sie eine inklusive, geschlechtsneutrale Sprache.

- Stellen Sie offene Fragen.
- Achten Sie stets die Würde der Person und vermitteln Sie ihr Respekt.

Wer LGBTQ-Menschen eine qualitativ hochwertige, kulturkompetente, patient:innenenzentrierte Betreuung anbieten will, muss sich laufend weiterbilden und das eigene Bewusstsein erweitern. Pflegefachpersonen sollen den Erwerb von Wissen und kultureller Kompetenz als Chance betrachten, nicht als Belastung. Wer sich Schritt für Schritt um Verbesserung der eigenen kulturellen Kompetenz und um mehr Verständnis für pflegebedürftige Menschen aus der LGBTQ-Community bemüht, wird neue Möglichkeiten finden, Hindernisse zu überwinden, die ihnen den Zugang zur Gesundheitsversorgung erschweren, und erkennen, was für Gesundheit und Wohlergehen dieser Personengruppe getan werden kann.

4.4 Literatur

Carabez, R., Pellegrini, M., Mankovitz, A., Eliason, M., Ciano, M. & Scott, M. (2015). „Never in all my years... “: Nurses' education about LGBT health. *Journal of Professional Nursing, 31*(4), 323–329. https://doi.org/10.1016/j.profnurs.2015.01.003

Domenig, D. (Hrsg.). (2018). *Transkulturelle Kompetenz. Lehrbuch für Pflege-, Gesundheits- und Sozialberufe* (2. Aufl.). Hogrefe.

Domenig, D. (Hrsg.). (2021). *Transkulturelle und transkategoriale Kompetenz. Lehrbuch zum Umgang mit Vielfalt, Verschiedenheit und Diversity für Pflege-, Gesundheits- und Sozialberufe* (3. Aufl.). Hogrefe. https://doi.org/10.1024/85753-000

Domenig, D. & Cattacin, S. (2015). *Gerechte Gesundheit. Grundlagen – Analysen – Management*. Hogrefe.

Douglas, M.K., Rosenkoetter, M., Pacquiao, D.F., Callister, L.C., Hattar-Pollara, M., Lauderdale, J., Milstead, J., Nardi, D. & Purnell, L. (2014). Guidelines for implementing culturally competent nursing care. *Journal of transcultural nursing, 25*(2), 109–121. https://doi.org/10.1177/1043659614520998

Gendron, T., Maddux, S., Krinsky, L., White, J., Lockeman, K., Metcalfe, Y. & Aggarwal, S. (2013). Cultural competence training for healthcare professionals working with LGBT older adults. *Educational Gerontology, 39*(6), 454–463. https://doi.org/10.1080/03601277.2012.701114

ICN (International Council of Nurses). (2013). *Cultural and linguistic competence* (Position Statement). Available from https://www.icn.ch/sites/default/files/2023-04/B03_Cultural_Linguistic_Competence.pdf

Lim, F., Brown, D. & Kim, S. (2014). Addressing health care disparities in the Lesbian, gay, bisexual, and transgender populations: a review of best practices. *The American Journal of Nursing, 114*(6), 24–34. https://doi.org/10.1097/01.NAJ.0000450423.89759.36

Merryfeather, L. & Bruce, A. (2014). The invisibility of gender diversity: understanding transgender and transsexuality in nursing literature. *Nursing forum, 49*(2), 110–123. https://doi.org/10.1111/nuf.12061

Moone, R.P., Croghan, C.F. & Olson, A.M. (2016). Why and how providers must build culturally competent, welcoming practices to serve LGBT elders. *Journal of the American Society on Aging, 40*(2), 73–77.

Office of Minority Health. (n.d.). *Think cultural health*. Retrieved January 29, 2021, from https://thinkculturalhealth.hhs.gov/

Traister, T. (2022). *Fast Facts about LGBTQ+ Care for Nurses*. Springer Publishing Company.

Weiterführende Literatur

Fish, J. & Evans, D.T. (2016). Guest Editorial: Promoting cultural competency in nursing care of LGBT patients. *Journal of Research in Nursing, 21*(3), 159–162. https://doi.org/10.1177/1744987116643232

Lim, F., Johnson, M. & Eliason, M. (2015). A national survey of faculty knowledge, experience, and readiness for teaching lesbian, gay, bisexual, and transgender health in baccalaureate nursing programs. *Nursing Education Perspectives, 36*(4), 144–152. https://doi.org/10.5480/14-1355

Traister, T. (2020). Improving LGBTQ cultural competence of RNs through education. *The Journal of Continuing Education in Nursing, 51*(8), 359–366. https://doi.org/10.3928/00220124-20200716-05

Teil II:

LGBTQ Gesundheit

5 Gesundheitliche Ungleichheiten bei LGBTQ-Personen

Die LGBTQ-Population verzeichnet eine höhere Prävalenz medizinischer und verhaltensbezogener Gesundheitsprobleme als die übrige Bevölkerung. Die Probleme sind allerdings nicht selbstverschuldet, sie werden vielmehr von ihrer jahrzehntelangen Diskriminierung und Stigmatisierung in Gesellschaft und Gesundheitswesen erzeugt und aufrechterhalten. Pflegefachpersonen müssen wissen, welchen gesundheitlichen Ungleichheiten diese Personengruppe ausgesetzt ist. Mit diesem Wissen ausgestattet können sie das Assessment und die gesundheitliche Aufklärung und Beratung von LGBTQ-Personen angemessen gestalten.

In diesem Kapitel erfahren Sie:

1. was gesundheitliche Ungleichheiten und soziale Gesundheitsdeterminanten sind,
2. welchen gesundheitlichen Ungleichheiten LGBTQ-Personen ausgesetzt sind,
3. welche Rolle Pflegefachpersonen spielen, wenn es darum geht, gesundheitliche Ungleichheiten zu reduzieren und zu eliminieren.

5.1 Ungleichheiten verstehen

Im Bericht „Healthy People" sind mit dem Begriff *Disparität* ungleiche Gesundheitschancen gemeint, von denen die verschiedenen Bevölkerungsgruppen mehr oder weniger betroffen sind (ODPHP, 2020). Gesundheitliche Ungleichheiten werden oft ausschließlich mit der ethnischen Zugehörigkeit erklärt; Tatsache ist jedoch, dass sich mehrere Faktoren auf den Grad der gesundheitlichen Ungleichheit auswirken:

- ethnische Zugehörigkeit
- Geschlecht
- sexuelle Identität
- Alter
- Behinderung

- sozio-ökonomischer Status
- Wohnort.

Das Thema der ungleich verteilten Gesundheitschancen wird noch komplizierter, weil dabei auch der 1991 von Kimberlé Crenshaw geprägte Begriff *Intersektionalität* eine Rolle spielt. Sie argumentiert, dass Menschen durch Diskurse marginalisiert werden, die so gestaltet sind, dass sie nur zu der einen *oder* der anderen [Identität] passen" anstatt zu beiden (Coleman, 2019).

Dazu ein Beispiel: Eine lesbische Frau muss sich mit Homophobie auseinandersetzen. Eine Schwarze lesbische Frau darüber hinaus auch noch mit Rassismus. Die Theorie der Intersektionalität trägt zum Verständnis der vielen Facetten des Lebens und der Gesellschaft bei, die sich auf das Ausmaß der gesundheitlichen Ungleichheiten, die LGBTQ-Personen betreffen, auswirken können. Ihr Zugang zur Gesundheitsversorgung wird nicht nur von ihrer Geschlechtsidentität oder sexuellen Orientierung beeinflusst, vielmehr auch von den oben genannten Faktoren.

Die gesundheitlichen Ungleichheiten, mit denen LGBTQ-Personen konfrontiert sind, sind nicht auf diese Bevölkerungsgruppe beschränkt. Es sind oft auch weitverbreitete klinische Probleme, wie etwa Rauchen und Übergewicht, oder differenziertere Probleme, die zusätzlichen Beratungs- und Schulungsbedarf auslösen, z. B. eine HIV-Infektion.

Das Ausmaß der gesundheitlichen Ungleichheit dieser Population ist schwer einzuschätzen, weil frühere landesweite Gesundheitsbefragungen keine Angaben zu sexueller Orientierung oder Geschlechtsidentität enthalten. Das Institute of Medicine hat 2011 die Ergebnisse der Befragung zu „LGBTQ Health" veröffentlicht und betont, dass Datensammlungen einen wichtigen Beitrag zum besseren Verständnis der gesundheitlichen Ungleichheiten von LGBTQ-Personen und ihrer Gesundheit leisten.

Die Analyse der landesweit gesammelten Daten erlaubt nur wenige bis gar keine Nachverfolgung oder Bestimmung nationaler Trends. Es ist nicht leicht, Daten von Minoritäten oder stigmatisierten Gruppen zu erheben, da manche LGBTQ-Personen Nachteile fürchten, wenn sie Forschungsfragen beantworten und Auskünfte geben. Viele US-Bundesstaaten verweigern LGBTQ-Menschen z. B. den gesetzlichen Schutz. Unter den neuen Religionsschutzgesetzen kann die Offenlegung ihrer sexuellen Identität oder Orientierung zum Verlust der Unterkunft und/oder der Arbeitsstelle führen, ja sogar schlimme gesundheitliche Folgen haben. Eine Gallup-Umfrage von 2017 hat ergeben, dass sich 4,5 % der amerikanischen Bevölkerung als LGBT bezeichnen – ein Rekordwert (Newport, 2018). Bei der Umfrage 2016 waren es noch 4,1 % und 2012, als das Gallup-Institut anfing, die Entwicklung zu verfolgen, waren es 3,5 %. Diese Daten können zeigen, dass die Population wächst oder aber zeigen, dass Betroffene in der heutigen Gesellschaft weniger Scheu haben, sich als LGBT zu bezeichnen. Mit steigenden Zahlen ist davon auszugehen, dass auch Pflegefachpersonen und Gesundheitsdienstleister:innen zunehmend häufiger LGBTQ-Personen begegnen.

5.2 Soziale Gesundheitsdeterminanten

Hauptverursacher der gesundheitlichen Ungleichheiten, denen LGBTQ-Personen begegnen, sind die verschiedenen sozialen Gesundheitsdeterminanten. Soziale Determinanten der Gesundheit sind die äußeren Umstände, in die Menschen hineingeboren werden, in denen sie aufwachsen, spielen, ihre Religion ausüben und altern. Sie haben enormen Einfluss auf den Zugang zu Gesundheitsversorgung, auf die Leistungsfähigkeit, die Art zu altern, die Lebensqualität und Lebensrisiken der Menschen.

Die für die LGBTQ-Community relevanten sozialen Gesundheitsdeterminanten haben primär mit Diskriminierung und Unterdrückung zu tun.

Hier einige Beispiele:

- Es fehlen gesetzliche Regelungen, die Jugendliche vor Mobbing in Schulen schützen.
- LGBTQ-Personen werden rechtlich diskriminiert, wenn ihnen der Zugang zu Gesundheitsversorgung, Krankenversicherung, einer beruflichen Tätigkeit, Unterkunft und Adoption verwehrt wird und ihnen Rentenleistungen vorenthalten werden.
- Es fehlen soziale Unterstützungssysteme, die speziell an den Bedürfnissen von Jugendlichen, Erwachsenen und alten Menschen der LGBTQ-Community orientiert sind.
- Den Gesundheitssystemen fehlt es an Wissen über LGBTQ-Gesundheit und an der nötigen kulturellen Kompetenz.

Fast Facts

LGBTQ-Menschen haben aufgrund gesundheitlicher Ungleichheiten ein erhöhtes Suizidrisiko, sind häufiger von Wohnungslosigkeit bedroht und von bestimmten Krebsarten betroffen als andere Bevölkerungsgruppen.

Wie es zu gesundheitlichen Ungleichheiten kommt, wird verständlicher, wenn wir uns vor Augen halten, dass LGBTQ-Personen, weil sie stigmatisiert und diskriminiert werden, in Bars und Clubs verkehren und sie als „sichere Orte“ nutzen der

Substance Abuse und Mental Health Administration (SAMHSA, 2023). Das hat neben anderen Faktoren dazu geführt, dass sich übermäßiger Alkoholkonsum in dieser Population normalisiert hat. Studien zufolge liegt ihr Alkoholkonsum über dem der Allgemeinbevölkerung.

Gesundheitliche Ungleichheiten

Wie bereits angemerkt, ist die LGBTQ-Population äußerst divers. Pflegefachpersonen müssen wissen, dass die verschiedenen Gruppen der Community auch verschiedenen gesundheitlichen Ungleichheiten ausgesetzt sind. Die in **Tabelle 5-1** genannten Beispiele tragen zum besseren Verständnis der vielen Disparitäten bei. Wenn die Pflegefachperson ein Gesundheitsassessments durchführt, wird sie auch die Rolle sozialer Determinanten für die Gesundheit der Person sowie die möglichen Auswirkungen des LGBTQ-Seins auf ihre Gesundheit ermitteln.

Bitte stets beachten: Es ist zwar vielfach und stichhaltig belegt, dass LGBTQ-Menschen gesundheitlichen Ungleichheiten ausgesetzt sind, wahr ist aber auch, dass viele ein gesundes und produktives Leben führen. Wenn die Pflegefachperson beim Assessment mit der LGBTQ-Person interagiert, erkundigt sie sich auch nach ihrer sozialen Unterstützung, ihrem sozio-ökonomischen Status und anderen Gesundheitsdeterminanten. Dank dieser Informationen können Pflegefachperson und Gesundheitsteam patient:innenzentriert arbeiten.

Fallbeispiel

Jason, ein 23-jähriger Schwarzer Mann, der die Hochschule besucht, hat kürzlich eine Sportverletzung erlitten. Er hat immer noch Schmerzen und kommt zur Nachsorge in die Praxis des/der Gesundheitsdienstleister:in. Bei der Patientenaufnahme fragt ihn Meg, die Krankenpflegerin, nach seinem Alkohol-, Drogen- und Medikamentenkonsum. Jason räumt ein, mehr als sonst getrunken und ein paar von Freunden besorgte Schmerztabletten eingenommen zu haben, um seine Schmerzen und „anderes Zeug“ zu vergessen.

Meg fragt, was dieses „andere Zeug“ sei, worauf Jason gesteht, dass er in letzter Zeit Sex mit Männern und Frauen hatte. Er fürchtet, dass man ihn für schwul halten könnte, dass seine Freunde und Angehörigen davon erfahren und ihn dann womöglich ächten und ausgrenzen. Jason gibt zudem an, seit er mit Männern sexuell verkehre, ein ungutes Gefühl zu haben und sich vor einer HIV-Infektion zu fürchten.

Meg könnte an dieser Stelle des Gesprächs:

1. Jasons Äußerungen über seine Sexualität ignorieren und ihn daran erinnern, dass er zur Schmerzbehandlung hier ist.

Tabelle 5-1: Gesundheitliche Ungleichheiten der LGBTQ-Populationen (Eigendarstellung in Anlehnung an Healthy People (ODPHP, 2020))

Jugendliche	Junge LGBT-Personen haben ein dreifach erhöhtes Risiko für einen Suizidversuch. Sie sind häufiger wohnungslos als andere Jugendliche.
Lesbische Frauen	Lesbische Frauen gehen seltener zur Krebsvorsorge. Lesbische und bisexuelle Frauen sind mit höherer Wahrscheinlichkeit übergewichtig oder fettleibig.
Schwule Männer	Schwule Männer sind stärker gefährdet, sich mit HIV und anderen sexuell übertragbaren Krankheiten (STDs) zu infizieren, insbesondere Männer aus Communities of Color.
Trans Menschen	Trans Menschen haben eine hohe Prävalenz von • HIV/STDs • Viktimisierungen • psychischen Erkrankungen • Suizid. Trans Menschen sind seltener krankenversichert als heterosexuelle und LGB-Personen.
Ältere LGBT-Menschen	Hochaltrige LBGT-Menschen sind besonderen gesundheitlichen Gefahren ausgesetzt, weil sie eher vereinsamen und soziale Einrichtungen und diversitätssensible Gesundheitsdienstleister:innen fehlen.
LGBTQ-Population	LGBTQ-Populationen haben die höchsten Raten an Tabak- und Alkoholkonsum sowie am Konsum anderer Drogen.

2. Jason sagen, dass der Arzt auf all seine Sorgen eingehen wird und dass er mit ihm über seine Sexualität sprechen kann.
3. Diversitätssensibel reagieren, d.h. Jasons Erfahrungen und Empfindungen validieren.

Nur wenn Meg die Intersektionalität, die „Überschneidungen" seiner zahlreichen Identitäten berücksichtigt – er ist Sohn, Freund, Student, Sportler, ein bisexueller und Schwarzer Mann – wird sie wirklich erfassen, wer Jason als Person ist und wie sie ihn am besten versorgen kann. Sie sollte ihm sagen, dass seine sexuellen Neigungen real sind und er sich nicht schämen soll, bisexuell, schwul oder questioning zu sein. Weil sie weiß, dass Schwarze Männer stärker gefährdet sind, sich mit HIV zu infizieren, klärt sie ihn über sicherere Sex-Praktiken auf, etwa über Kondome und die Möglichkeit einer PrEP (Prä-Expositionsprophylaxe).

Meg informiert Jason zudem über die Ressourcen, die die Praxis LGBTQ-Personen anbietet, und nennt ihm, falls er daran interessiert sein sollte, auf seine Bedürfnisse spezialisierte Gesundheitseinrichtungen. Um die Begegnung abzurunden, bevor die ärztliche Fachperson dazukommt, spricht Meg noch den Schmerzmittel- und Alkoholkonsum an und informiert Jason über die mit Missbrauch verbundenen Risiken.

Wenn Pflegefachpersonen und Gesundheitsdienstleister:innen mit LGBTQ-Menschen interagieren, müssen sie die Normalität ihrer Geschlechtsidentität und sexuellen Orientierung bestätigen und Akzeptanz signalisieren. Das bewirkt, dass sich Betroffene stärker am Geschehen beteiligen, was wiederum ihre körperliche und psychische Gesundheit verbessert. In solchen Situationen kommt es auch darauf an, die LGBTQ-Person nicht auf ihr Sexualverhalten zu reduzieren und sich nicht nur darauf zu konzentrieren. Hat die Pflegefachperson Verständnis für die Intersektionalität der Identitäten (der sozialen, ethnischen, ökonomischen Identität etc.) kann sie die Situation ganzheitlich gestalten und die Person ganzheitlich wahrnehmen. Das Fallbeispiel demonstriert, wie sich die Begegnung mit einer LGBTQ-Person diversitätssensibel gestalten lässt und wie Pflegefachpersonen gesundheitliche Ungleichheiten erkennen und reduzieren können.

Fast Facts

Pflegefachpersonen spielen eine Schlüsselrolle, wenn es darum geht, gesundheitliche Ungleichheiten, denen LGBTQ-Personen ausgesetzt sind, zu erkennen und durch diversitätssensible Versorgung zu reduzieren.

5.3 Literatur

Coleman, A. (2019, March 29). *What is intersectionality? Let These Scholars Explain the Theory and Its History*. Time. Available from https://time.com/5560575/intersectionality-theory/

Newport, F. (2018, May 22). *In U.S., estimate of LGBT population rises to 4.5%*. Gallup. Available from https://news.gallup.com/poll/234863/estimate-lgbt-population-rises.aspx

ODPHP (Office of Disease Prevention and Health Promotion). (2020). *Healthy People 2020. Lesbian, gay, bisexual, and transgender health*. Available from https://wayback.archive-it.org/5774/20220413203148/https://www.healthypeople.gov/2020/topics-objectives/topic/lesbian-gay-bisexual-and-transgender-health

SAMHSA. (2023). *Lesbian, Gay, and Bisexual Behavioral Health: Results from the 2021 and 2022 National Surveys on Drug Use and Health*. Substance Abuse and Mental Health Services Administration. Available from https://www.samhsa.gov/data/sites/default/files/reports/rpt41899/2022_LGB_Brief_Final_06_07_23.pdf

Weiterführende Literatur

Makadon, H.J., Mayer, K.H., Potter, J. & Goldhammer, H. (2015). *The Fenway guide to lesbian, gay, bisexual, and transgender health*. American College of Physicians.

6 Stigmatisierung und Diskriminierung von LGBTQ-Personen

Stigma und Diskriminierung sind bekannte Barrieren, die eine diversitätssensible gesundheitliche Versorgung von LGBTQ-Menschen behindern. Beide wirken zusammen und erzeugen persönliche, strukturelle und organisationsbezogene Hindernisse, die den Zugang zu Gesundheitsversorgung erschweren. Stigma und Diskriminierung sind die treibenden Kräfte und Hauptursachen für gesundheitliche Ungleichheiten, denen die vulnerable LGBTQ-Population ausgesetzt ist. Pflegefachpersonen können zur Verbesserung der Situation beitragen, indem sie diesen beiden Faktoren aktiv entgegenwirken. In diesem Kapitel werden die Konzepte von Stigma und Diskriminierung exploriert und erhalten Pflegefachpersonen praktische Tipps, damit mehr LGBTQ-Personen Zugang zu einer inklusiven Gesundheitsversorgung bekommen.

In diesem Kapitel erfahren Sie:

1. wie sich Stigma und Diskriminierung auf Betroffene auswirken,
2. was Minderheitenstress ist,
3. wie Pflegefachpersonen in klinischen Settings Stigma und Diskriminierung thematisieren und beheben können.

Stigma (negative, meist unfaire Überzeugungen) und Diskriminierung (unfaire Behandlung einer Person oder Personengruppe) können der Gesundheit und dem Wohlbefinden der diversen LGBTQ-Population erheblich schaden.

Negative Überzeugungen und Handlungen wirken sich auf die körperliche und psychische Gesundheit von LGBTQ-Menschen aus und bestimmen, ob sie eine Gesundheitseinrichtung aufsuchen, ob sie dort versorgt werden und wie es um die Qualität der dort erbrachten Dienstleistungen bestellt ist. Gesundheit und Wohlbefinden der LGBTQ-Population lassen sich nur verbessern, wenn gesundheitsschädigende Hindernisse erkannt und auf den verschiedenen gesellschaftlichen Ebenen bekämpft werden, z. B. in Gesundheitseinrichtungen, in der Arbeitswelt und an Schulen. Studien zufolge sind LGBTQ-Personen aufgrund ihrer gesellschaftlichen Stigmatisierung und Diskriminierung gesundheitlich besonders gefährdet, was sich in höheren Suizidraten, gesundheitsschädigendem Verhalten und HIV-Infektionen niederschlägt.

Fast Facts

Stigma ist das negative Stereotyp, Diskriminierung das Verhalten als Ergebnis des negativen Stereotyps.

6.1 Stigma

Ein Stigma entwickelt sich oft aufgrund von Unwissenheit oder Angst. Mit dem „LGBTQ-Stigma" ist der Prozess des gesellschaftlichen Ausschlusses gemeint, dem sexuelle Minoritäten ausgesetzt sind. In diesem Prozess sind Entwertung, Benachteiligung und ungleiche Chancen- und Machtverteilung miteinander verquickt, dargestellt in **Tabelle 6-1**. Die Stigmatisierung von LGBTQ-Menschen ist zwar ein weltweites Phänomen, das jedoch von historischen Unterschieden, der unterschiedlichen Geografie, Politik und Kultur der Länder und der jeweiligen Präsentation in den Medien geprägt ist. Pflegefachpersonen begegnen an ihrem Arbeitsplatz möglicherweise dem von der Örtlichkeit oder Region abhängigen LGBTQ-Stigma.

Im Gesundheitswesen hat die Stigmatisierung dieser Menschen eine lange Tradition. Homosexualität war im Diagnostischen und Statistischen Manual Psychischer Störungen (DSM) bis in die 1970er-Jahre als „soziopathische Persönlichkeitsstörung" gelistet. Auch eine Transgender-Identität galt im DSM bis 2013 als psychische Störung (im ICD bis 2022, Anm. d. Hrsg.). Das führte zur Pathologisierung sexueller Orientierungen und Geschlechtsidentitäten, die nicht der Norm heterosexueller und cisgender Identitäten entsprachen. LGBTQ-Menschen wurden deshalb nicht selten Opfer traumatisierender medizinischer Verfahren und Interventionen, etwa einer Konversionstherapie, Kastration und Elektroschockbehandlung (Barrett & Wholihan, 2016).

6.2 Diskriminierung

An manchen Orten sind Diskriminierung und Schmähungen vielleicht nicht so offensichtlich, kommen aber auch dort vor. Die meisten LGBTQ-Menschen waren ihr Leben lang Vorurteilen und Intoleranz ausgesetzt, und diese Erfahrungen prä-

Tabelle 6-1: Drei Arten von Stigmata (am Beispiel psychischer Erkrankungen, Anm. der Hrsg.) (American Psychiatric Association, 2024).

Stigma	Beschreibung
öffentliches Stigma	Negative oder diskriminierende Einstellungen anderer gegenüber psychischen Erkrankungen
Selbststigmatisierung	Negative Einstellungen, wie internalisierte Scham, die psychisch Kranke wegen ihres Zustands entwickelt haben
institutionalisiertes Stigma	Mehr systemisch, von öffentlichen und privaten Organisationen ausgehend, die bewusst oder unbewusst die Möglichkeiten psychisch kranker Menschen beschneiden. Beispiele sind die geringeren Finanzmittel für die Erforschung psychischer Erkrankungen und weniger Hilfsangebote für psychisch Kranke verglichen mit der übrigen Gesundheitsversorgung.

gen die Art ihrer Interaktionen mit dem Gesundheitssystem (**Kasten 6-1**). Das trifft besonders auf die ältere LGBTQ-Generation zu, weil sie in einer Zeit aufgewachsen ist, in der Diskriminierung sehr viel alltäglicher und Teil der Gesetzgebung, Politik und gesundheitlichen Aufklärung war.

Wenngleich das gesellschaftliche Klima heute wesentlich toleranter erscheint, berichten noch immer viele LGBTQ-Personen von verschiedenen Formen der Diskriminierung.

Fast Facts

Diskriminierung ist eine fast universelle Erfahrung von LGBTQ-Menschen. Bis zu 90 % glauben, dass es Diskriminierung gibt, und viele haben sie selbst erlebt.

6.3 Diskriminierungsstatistik

- 90 % aller LGBTQ-Personen gehen davon aus, dass schwule, lesbische und bisexuelle Menschen hierzulande auch heute noch diskriminiert werden.
- 91 % aller LGBTQ-Personen gehen davon aus, dass trans und gender non-konforme Menschen diskriminiert werden.
- 33 % halten die Diskriminierung aufgrund von Gesetzen und politischen Vorgaben für das größere Problem.

Anteil der LGBTQ-Menschen in den USA, der angibt, sie (oder jemand aus dem Freundes- oder Familienkreis) hätten wegen ihres LGBTQ-Seins folgende Formen der Diskriminierung erlebt (Casey et al., 2019. Each question asked of half-sample. Total (*N*) = 489 LGBTQ U.S. adults):

- 57 % Bedrohungen und nicht-sexuelle Belästigungen
- 51 % sexuelle Belästigungen
- 51 % physische Gewalt
- 34 % verbale Belästigung in einer Toilette, weil Person questioning ist.

Kasten 6-1: Trans Menschen in der Gesundheitsversorgung – Erfahrungen und Erlebnisse

- 29 % gaben an, ein:e Arzt/Ärztin oder ein anderer Anbieter von Gesundheitsdienstleistungen habe sich wegen ihrer realen oder subjektiv wahrgenommenen Geschlechtsidentität geweigert, ihnen einen Termin zu geben.
- 12 % gaben an, ein:e Arzt/Ärztin oder ein anderer Anbieter habe sich geweigert, sie während der Transition gesundheitlich zu betreuen.
- 23 % gaben an, ein:e Arzt/Ärztin oder ein anderer Anbieter habe sie absichtlich mit dem falschen Pronomen oder Namen angesprochen (Misgendering).
- 21 % gaben an, ein:e Arzt/Ärztin oder ein anderer Anbieter habe sie während der Behandlung schroff oder beleidigend angesprochen.
- 29 % gaben an, ein:e Arzt/Ärztin oder ein anderer Anbieter habe sie unerwünscht körperlich berührt (begrabschen, sexuelle Übergriffe, Vergewaltigung).

(Mirza, & Rooney, 2018).

Pflegefachpersonen müssen diese Zahlen sehr ernst nehmen, weil sie belegen, in welchem Ausmaß die LGBTQ-Population diskriminiert wird. Menschen, die wegen ihres LGBTQ-Seins bereits diskriminiert worden sind, zögern vielleicht, sich der Pflegefachperson oder einem anderen Gesundheitsdienstleister:innen gegenüber zu öffnen, weil sie weitere Diskriminierungen befürchten. Andere, die selbst zwar nicht diskriminiert wurden, aber die Zahlen oder eine Person kennen, die diese Erfahrung gemacht hat, schieben eine Behandlung vielleicht auf oder verzichten auf die Inanspruchnahme von Gesundheitsleistungen.

Fallbeispiel: Bobbi und Mattea

Bobbi, eine 34-jährige Frau, wird von ihrer Freundin Mattea in die Notaufnahme gebracht. Bobbi und Mattea wurden von ein paar Leuten, die gesehen hatten, wie sie sich an der Hand hielten, körperlich angegriffen und wiederholt lautstark beschimpft. Bobbi hat mehrere Prellungen und Schürfwunden davongetragen und fürchtet, eine Rippe gebrochen zu haben. Die Pflegefachperson stellt fest, dass Mattea sehr um Bobbi besorgt ist und dem Pflegepersonal misstraut. In dieser Situation sind vermutlich beide, Bobbi und Mattea, ängstlich und fragen sich besorgt, welcher Umgang sie hier wohl erwartet. Nachdem sie aufgrund ihrer sexuellen Orientierung attackiert worden waren, überlegen sie vielleicht:

- „Wie wird die Pflegeperson reagieren?"
- „Wird sie denken, ich hätte das verdient?"
- „Wird sie meine Verletzungen behandeln?"

Das Pflegepersonal muss Bobbi und Mattea signalisieren, dass sie willkommen sind, indem es ihre Erlebnisse validiert, es muss betonen, dass sie in diesem Krankenhaus sicher sind, klar kommunizieren, wie sie hier versorgt werden und beide über die nächsten Schritte informieren.

6.4 Minderheitenstress

Die Gesundheitsprobleme der LGBTQ-Personen werden durch Diskriminierung oft noch verstärkt. Die Forschung hat vielfach belegt, dass Minderheitenstress für die gesundheitliche Benachteiligung von Menschen mit non-normativer sexueller oder geschlechtlicher Identität verantwortlich ist. Minderheitenstress ist das, „worunter eine gesellschaftliche Minderheit leidet, weil sie Stigmatisierung und Diskriminierung ausgesetzt ist". Nicht nur LGBTQ-Personen, auch andere marginalisierte Gruppen leiden unter vergleichbaren Stressoren, etwa Diskriminierung, Angst vor Zurückweisung und vor Zwischenfällen aufgrund von Intoleranz (z. B. Hasskriminalität), wobei es auch LGBTQ-spezifische Stressoren gibt, wie Verheimlichung der Identität und internalisierte Homophobie (McConnell et al., 2018).

Fast Facts

Minderheitenstress kann auch eine LGBTQ-Person betreffen, die selbst nie diskriminiert worden ist. Als Teil dieser gesellschaftlichen Gruppe weiß sie nämlich, dass es Diskriminierung gibt und erwartet deshalb, diskriminiert und vorverurteilt zu werden.

Pflegefachpersonen müssen verstehen, was Minderheitenstress bedeutet, wenn sie in klinischen Settings LGBTQ-Personen begegnen – schließlich hängt die Pflegeperson-Patient:in-Beziehung von diesem Wissen ab. Pflegefachpersonen sollen sich vor Augen führen, dass LGBTQ-Personen geradezu erwarten, in Gesundheitseinrichtungen diskriminiert zu werden, weil Pflegefachpersonen dann deren Versorgung optimieren können, indem sie wirksam kommunizieren, die Sorgen von LGBTQ-Personen ernstnehmen und diese vulnerable Personengruppe diversitätssensibel betreuen. So können Pflegefachpersonen entscheidend zur Unterbrechung des Teufelskreises beitragen, Minderheitenstress reduzieren und Gesundheit und Wohlergehen der LGBTQ-Population positiv beeinflussen.

6.5 Wie Pflegefachpersonen Diskriminierung und Stigmatisierung entgegenwirken können

- Schaffen Sie ein inklusives Umfeld, das LGBTQ-Menschen signalisiert, dass sie willkommen sind, indem Sie:
  - an gut sichtbarer Stelle die Nicht-Diskriminierungsrichtlinien der Einrichtung aushängen,
  - auf den Namenschildern des Personals, auf Anschlägen und in Wartebereichen LGBTQ-freundliche Symbole anbringen,
  - Unisex-Toiletten ausweisen.
- Sorgen Sie für eine Umgebung, in der alle Patient:innen und Familien unterstützt und gefördert werden, indem Sie:
  - keine Vermutungen über die sexuelle Identität oder Geschlechtsidentität einer Person anstellen,
  - auf Fehlannahmen, Vorurteile und Stereotypen achten,
  - sicherstellen, dass das gesamte Personal mit allen Menschen wertschätzend und respektvoll umgeht.
- Treten Sie für eine inklusive Sprache ein und ermöglichen Sie den Patient:innen, ihre sexuelle Orientierung und Geschlechtsidentität selbst zu bestimmen.
- Treten Sie für Vorschriften und eine Gesetzgebung ein, die der LGBTQ-Population gleiche Chancen auf eine qualitativ hochwertige und diversitätssensible Gesundheitsversorgung einräumt.
- Fördern Sie Forschungsprojekte und Interventionen, die geeignet sind, Gesundheit und Wohlbefinden der LGBTQ+ Populationen zu verbessern und ihre Bedürfnisse zu erfüllen.

- Integrieren Sie Inhalte/Themen der LGBTQ+ Population in den Lehrplan der Krankenpflegeausbildung.
- Unterstützen Sie Pflegekräfte und andere Gesundheitsdienstleister:innen, die gemobbt werden oder beobachten, dass andere gemobbt oder diskriminiert werden.

Fallbeispiel

Kel besucht die 9. Klasse und beginnt, sich als trans Mann zu identifizieren. Sein Zuweisungsgeschlecht war weiblich, sein Name bisher Kelli. Er hat erst kürzlich angefangen, seine männliche Identität und sein gefühltes Geschlecht äußerlich zu zeigen. Als Kel die Gesundheitsfachperson der Schule aufsucht, wirkt er völlig aufgelöst und verängstigt, er weint und bringt seine Worte nur stotternd hervor. Nach einiger Zeit kann er erzählen, dass ihn ein Lehrer aus der Jungen-Toilette rausgeworfen hat. Beim Verlassen der Toilette haben ihn mehrere Kinder als Missgeburt beschimpft, und weil er sich nicht zu helfen wusste, sei er hierhergekommen.

1. Wie kann die Schulgesundheitsfachkraft Kel in der akuten Situation am besten unterstützen?
   a. Sie soll anerkennen, dass Kel unglücklich und traumatisiert ist, wegen des Rauswurfs aus der Toilette und des Mobbings seiner Schulkamerad:innen, aber auch unglücklich, weil er verunsichert ist und den Umgang mit seiner internen Geschlechtsidentität und Selbstwahrnehmung noch nicht gelernt hat. Sie soll Kels Gefühle validieren und ihm die Möglichkeit geben, seinem Kummer Luft zu machen.
   b. Sie soll Kel auf akute Verletzungen hin untersuchen – muss er in die Notaufnahme gebracht werden? Sollte Kel den Schulpsychologen oder die Schulsozialarbeiterin aufsuchen, sofern es im Haus eine solche Fachkraft gibt? Oft sind Schulgesundheitsfachkräfte die ersten, die beim Kontakt mit Kindern und Jugendlichen Verhaltensauffälligkeiten bemerken, die entstanden sind, weil sie wegen ihrer Geschlechtsidentität diskriminiert oder von der Familie abgelehnt werden. Sie sind auch oft die Ersten, die intervenieren, Überweisungen tätigen und Ressourcen bereitstellen.
2. Wie kann die Schulgesundheitsfachkraft Kel und andere transgender oder nonbinäre Kinder und Jugendliche an der Schule am besten unterstützen?
   a. Es gibt zahlreiche Möglichkeiten, sich über transgender und non-binäre Kinder und Jugendliche genauer zu informieren. Sie muss sich weiterbilden und braucht dieses Wissen, um Kels Lebenssituation und das, was ihm widerfahren ist, besser zu verstehen.

   b. Angesichts der Tatsache, dass trans Kinder, wenn sie mit dem gewünschten Namen angesprochen werden, weniger depressiv sind, seltener Suizidgedanken haben und seltener suizidales Verhalten zeigen, muss sie sich dafür einsetzen, dass das Kind an der Schule mit dem gewünschten Namen angesprochen wird und muss selbst stets den richtigen Namen verwenden, wenn sie mit anderen Kindern spricht.
   c. Der Gebrauch des richtigen Pronomens hat enorme Auswirkungen auf die psychische Gesundheit des trans Kindes/Jugendlichen. Die Gesundheitsfachkraft soll auch in diesem Punkt ein Vorbild sein und so das gesamte Schulpersonal zur Nachahmung inspirieren.
   d. Sie kann sowohl transgender als auch cisgender Kindern, die sich im allgemeinen Umkleideraum unwohl fühlen, zu diesem Zweck ihre Personaltoilette anbieten und diese Möglichkeit von sich aus allen bekanntmachen.
3. Was kann die Gesundheitsfachkraft an der Schule oder in einem anderen Setting tun, um Stigmatisierung und Diskriminierung entgegenzuwirken?
   a. Eine einfache Intervention besteht darin, sich öffentlich als Person erkennen zu geben, die sich mit trans Menschen verbündet (*transgender ally*).
   b. Pflegefachpersonen sind in der Position, ein akzeptierendes Umfeld zu fördern, eine Umgebung, in der von Ängsten geschürte Ressentiments und falsche Überzeugungen korrigiert werden.
   c. Die Schulgesundheitsfachkraft kann den Lehrkräften und allen Kindern und Jugendlichen an der Schule evidenz-basierte Informationen über Geschlechtsidentität und sexuelle Orientierung anbieten. Solche Schulungen können eine Schlüsselrolle spielen, weil sie helfen, die Stigmatisierung und Diskriminierung abzubauen, denen trans Kinder und trans Jugendliche sowie andere LBGTQ-Kinder und -Jugendliche möglicherweise ausgesetzt sind.

Fast Facts

Pflegefachpersonen sind gut dafür gerüstet, Stigmatisierung und Diskriminierung in der Gesundheitsversorgung zu thematisieren und für eine inklusive Betreuungsumgebung zu sorgen.

6.6 Literatur

American Psychiatric Association. (2024). *Stigma, Prejudice and Discrimination Against People with Mental Illness*. Available from https://www.psychiatry.org/patients-families/stigma-and-discrimination

Barrett, N. & Wholihan, D. (2016). Providing palliative care to LGBTQ patients. *Nursing Clinics of North America, 51*(3), 501–511. https://doi.org/10.1016/j.cnur.2016.05.001

Casey, L.S., Reisner, S.L., Findling, M.G., Blendon, R.J., Benson, J.M., Sayde, J.M. & Miller, C. (2019). Discrimination in the United States: Experiences of lesbian, gay, bisexual, transgender, and queer Americans. *Health Services Research, 54*(Suppl. 2), 1454–1466. Available from https://doi.org/10.1111/1475-6773.13229

McConnell, E.A., Janulis, P., Phillips, G. 2nd, Truong, R. & Birkett, M. (2018). Multiple minority stress and LGBT community resilience among sexual minority men. *Psychology of Sexual Orientation and Gender Diversity, 5*(1), 1–12. https://doi.org/10.1037/sgd0000265

Mirza, S.A. & Rooney, C. (2018, January 18). *Discrimination prevents LGBTQ people from accessing health care*. Center for American Progress.

Weiterführende Literatur

Centers for Disease Control and Prevention. (2016, February 29). *Stigma and discrimination affects gay and bisexual men's health.*

Mattocks, K.M., Sullivan, J.C., Bertrand, C., Kinney, R.L., Sherman, M.D. & Gustason, C. (2015). Perceived stigma, discrimination, and disclosure of sexual orientation among a sample of lesbian veterans receiving care in the department of veterans affairs. *LGBT Health, 2*(2), 147–153. https://doi.org/10.1089/lgbt.2014.0131

Menkin, D. & Flores, D.D. (2019). Transgender students: Advocacy, care, and support opportunities for school nurses. *NASN School Nurse, 34*(3), 173–177. https://doi.org/10.1177/1942602X18801938

ODPHP (Office of Disease Prevention and Health Promotion). (n.d.). *Healthy People 2030. LGBT*. Retrieved January 29, 2021, from https://health.gov/healthypeople/objectives-and-data/browse-objectives/lgbt

Office of Minority Health. (n.d.). *Think cultural health. Advancing Health Equity at Every Point of Contact*. Retrieved January 29, 2021, from https://thinkculturalhealth.hhs.gov/

Stangl, A.L., Earnshaw, V.A., Logie, C.H., van Brakel, W., Simbayi, L.C., Barré, I. & Dovidio, J.F. (2019). The health stigma and discrimination framework: A global, crosscutting framework to inform research, intervention development, and policy on health-related stigmas. *BMC Medicine, 17*, 31. https://doi.org/10.1186/s12916-019-1271-3

7 Substanzkonsum und Substanzkonsumstörungen

Substanzkonsum und Substanzkonsumstörungen sind mit Stereotypen und Stigmen belegt, die in der LGBTQ-Community oft kumulieren. In diesem Kapitel geht es um den Unterschied zwischen Substanzkonsum und Substanzkonsumstörung, um die am häufigsten konsumierten Substanzen und um die Frage, was Pflegefachpersonen tun können, wenn sie LGBTQ-Personen beim Umgang mit Substanzen unterstützen und so ihr Allgemeinbefinden verbessern möchten.

In diesem Kapitel erfahren Sie:

1. wie hoch die Prävalenz von Substanzkonsumstörungen innerhalb der LBGTQ-Populationen ist,
2. welche Substanzkonsumstörungen bei LGBTQ-Personen häufig auftreten und welche Substanzen in dieser Community missbräuchlich verwendet werden,
3. welche Screening-Techniken und Behandlungsstrategien Pflegefachpersonen in ihren Arbeitsalltag integrieren können.

7.1 Substanzkonsumstörungen

Die Erforschung des Substanzkonsums der LGBTQ-Community setzte erst Ende der 1960er-, Anfang der 1970er-Jahre ein, und entsprechende Daten über trans Menschen sind bis heute rar. Es fehlen aber auch Angaben über Entwöhnungserfolge und Vergleiche mit den Entwöhnungserfolgen heterosexueller Personen. Seit Kurzem enthalten mit öffentlichen Mitteln finanzierte Studien auch Fragen zur sexuellen Orientierung und Geschlechtsidentität. Sie haben ergeben, dass LGBTQ-Personen höhere Raten an Substanzmissbrauch und Substanzkonsum-

Tabelle 7-1: Substanzkonsum – die Tatsachen (Medley et al., 2016)

Drogenkonsum generell	LGBTQ-Personen haben mit doppelt so hoher Wahrscheinlichkeit als heterosexuelle Personen (39,1 % vs. 17.1 %) im vergangenen Jahr irgendeine illegale Droge konsumiert.
Marihuana	Ein Drittel derer, die einer sexuellen Minderheit angehören (30,7 %) haben im vergangenen Jahr Marihuana konsumiert, verglichen mit 12,9 % der heterosexuellen Menschen.
rezeptpflichtige Schmerzmittel	1 von 10 (10,4 %) Personen einer sexuellen Minderheit haben rezeptpflichtige Schmerzmittel missbräuchlich konsumiert, verglichen mit 4,5 % der heterosexuellen Menschen.
Alkohol	LGBTQ-Menschen zwischen 18 und 64 Jahren haben im vergangenen Jahr deutlich häufiger als heterosexuelle Menschen bis ins Koma Alkohol getrunken (Binge Drinking, fünf oder mehr Drinks auf einmal).

störungen aufweisen. **Tabelle 7-1** fasst den Substanzkonsum zusammen. **Abbildung 7-1** stellt die sexuelle Identität und Lebenszeitkonsum harter Drogen dar. In **Abbildung 7-2** werden die Substanzkonsumraten in der LGBTQ-Community mit der Straight-Community verglichen.

Manche greifen zu Alkohol und anderen Suchtmitteln, um mit den verschiedenen Formen ihrer Stigmatisierung und Diskriminierung zurechtzukommen. Andere konsumieren Substanzen, bevor sich im Familien- und Freundeskreis zu outen. Dieser Coping-Mechanismus kann der Angst vor nichtunterstützenden Angehörigen, vor einer ablehnenden Religion und ausgrenzenden Mitmenschen in ihrem Lebensumfeld geschuldet sein. Alkohol und andere Suchtmittel werden manchmal auch konsumiert, um bei gesellschaftlichen Anlässen und sexuellen Begegnungen Hemmungen zu überwinden und Ängste zu lindern.

Fast Facts

Manche LGBTQ-Personen nutzen Substanzen zur Selbstmedikation, weil sie unter ihrem Minderheitenstatus leiden.

Alkohol- und Tabakkonsum sind gesellschaftlich üblich, und das hat vermutlich zur Verbreitung und Akzeptanz des Substanzkonsums in LGBTQ-Communities beigetragen. Wie bereits erwähnt, waren Bars und Clubs für diese Personengruppe sichere Orte, wo sie sich mit anderen Leuten treffen, und romantische oder sexuelle Kontakte knüpfen konnte. Durch die breitere Akzeptanz des Substanzkon-

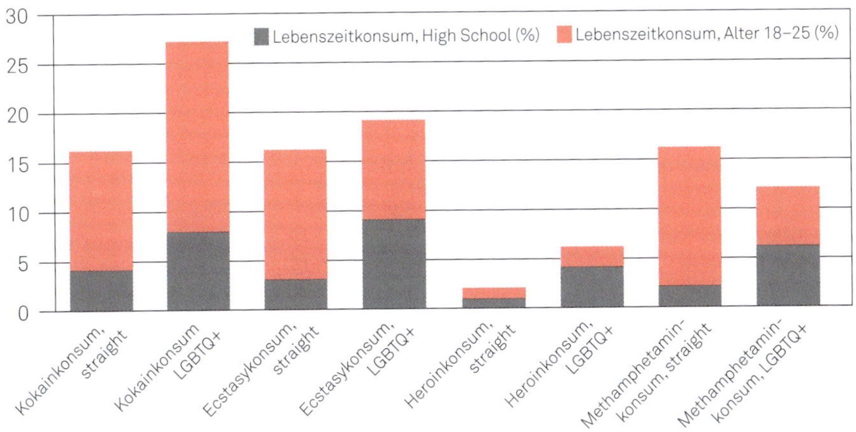

Abbildung 7-1: Sexuelle Identität und Lebenszeitkonsum harter Drogen (The Trevor Project, 2020)

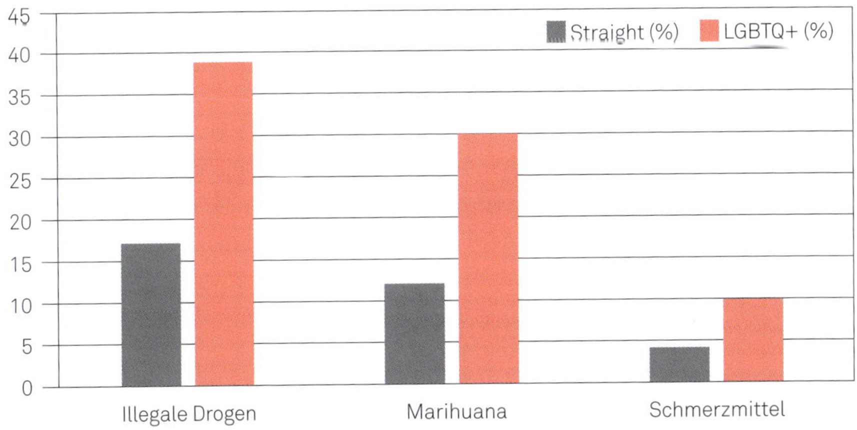

Abbildung 7-2: Substanzkonsumraten in der LGBTQ-Community verglichen mit der Straight-Community (Mission Harbor Behavioral Health, 2024).

sums und durch ihre sozialen Netzwerke sind LGBTQ-Personen wohl auch verstärkt dem Angebot von Suchtmitteln ausgesetzt. In der Club-Szene ist der Konsum multipler Drogen keine Seltenheit, u.a. der Konsum von Alkohol, Poppers (amylhydrid-haltiges Rauschmittel), Kokain und Ketamin.

Gesundheitsdienstleister:innen und Pflegefachpersonen, die mit suchtkranken und entwöhnten LGBTQ-Personen arbeiten, müssen die tiefgreifenden psychosozialen und kulturellen Aspekte verstehen, die der Sucht einer Person zugrunde liegen. Ihr soziales Netzwerk bestimmt, ob Substanzen ständig präsent sind und ob sie weniger Gelegenheit für „nüchterne“ Begegnungen hat. Für Menschen, die suchtkrank waren oder derzeit von einer Sucht genesen, sind Trigger und Verlockungen allgegenwärtig. Trinken sie Alkohol im Übermaß, weil sie sich vor dem Coming-out fürchten? Konsumieren sie illegale Drogen, um ihre Hemmungen vor sexuellen Aktivitäten zu überwinden? Pflegefachpersonen, die sich um solche Menschen kümmern, müssen erkennen, wo sich ihre Süchte und/oder Genesungsprozesse überschneiden. Sie können ihnen z. B. bei der Auseinandersetzung mit ihrer internalisierten Homophobie oder Transphobie behilflich sein oder sie dabei unterstützen, ein soziales Netzwerk von Menschen zu knüpfen, die sich nicht ausschließlich in Bars oder Clubs treffen.

Fast Facts

Bitte den Substanzkonsum einer LGBTQ-Person nicht automatisch ihrer sexuellen Identität und/oder Geschlechtsidentität zuschreiben.

Zum Substanzkonsum mancher LGBTQ-Personen trägt zwar auch ihre sexuelle Identität und Geschlechtsidentität bei, dennoch konsumieren sie Substanzen meist aus den gleichen Gründen wie heterosexuelle Personen. Es ist jedoch wichtig zu wissen, dass die Mehrheit der LGBTQ-Population in den USA und weltweit keine Substanzen konsumiert und der Substanzkonsum für viele unschädlich ist (Abdulrahim et al., 2016).

7.2 Substanzmissbrauch und Abhängigkeit – Erklärungen und Definitionen

Substanzkonsumstörungen werden von einer ärztlichen Fachkraft für psychische Erkrankungen diagnostiziert. Nachstehend werden Definitionen zu den Themen Substanzmissbrauch und Abhängigkeit vorgestellt:

- Das Spektrum des Substanzkonsums reicht von Abstinenz bis zur Sucht.
- Substanzmissbrauch ist ein über zwölf Monate bestehendes *Muster des Substanzkonsums, das zu signifikanten Einschränkungen oder Beeinträchtigungen führt und sich auf die Erfüllung zentraler Rollenverpflichtungen auswirkt (z. B. in der Schule, im Beruf, im Haushalt), der Konsum in Situationen, in denen eine körperli-*

che Gefährdung besteht (Alkohol am Steuer) und zu häufigen Konflikten mit dem Gesetz führt und/oder der fortgesetzte Konsum, trotz sozialer oder zwischenmenschlicher Probleme.

- Substanzabhängigkeit ist ein *maladaptives Konsummuster, das innerhalb von 12 Monaten zu signifikanten Beeinträchtigungen oder Belastungen führt und drei oder mehr der folgenden Kriterien erfüllt:* Deutlich erhöhte Toleranz, weshalb die Person mehr von der Substanz konsumiert, um den gleichen Effekt zu erreichen, Entzugssymptome oder Konsum von Substanzen zur Symptomlinderung, eine spürbar höhere Menge an konsumierten Substanzen oder eine längere Periode des Substanzmissbrauchs, mehrfache oder vergebliche Versuche, den Substanzkonsum zu steuern.
- Im DSM-5 wird die Diagnose Substanzkonsumstörung gestellt, wenn ein pathologisches Verhaltensmuster in Bezug auf den Substanzkonsum vorliegt (**Kasten 7-1**). Ein wesentliches Merkmal der Substanzkonsumstörungen ist eine zugrundeliegende funktionelle Veränderung der neuronalen Netzwerke, die auch nach dem Entzug anhalten kann. Substanzkonsumstörungen werden von einer ärztlichen Fachkraft für psychische Erkrankungen diagnostiziert.

Kasten 7-1: Das DSM-5 nennt zehn Substanzklassen, die eine Substanzkonsumstörung auslösen und diese Diagnose rechtfertigen können

- Alkohol
- Koffein
- Cannabis
- Halluzinogene (Phencyclidin und andere Halluzinogene, wie LSD)
- Inhalanzien
- Opioide
- Sedativa (einschließlich Hypnotika und Anxiolytika)
- Stimulanzien
- Tabak
- andere (oder unbekannte) Substanzen.

7.2.1 Häufig konsumierte Substanzen

Im folgenden Abschnitt werden häufig konsumierte Substanzen sowie deren Wirkungen vorgestellt. Mehr Informationen dazu können auf Suchterkrankungen spezialisierte medizinische Fachkräfte liefern.

Fast Facts

Der Konsum von Alkohol, Tabak und Marihuana ist in den USA weitgehend normalisiert. Substanzkonsumstörungen sind ein Muster des Substanzkonsums über einen längeren Zeitraum hinweg, das biologische (Entzug, Toleranz, Craving [Verlangen]) und zwischenmenschliche/soziale Probleme oder Probleme am Arbeitsplatz verursacht und mit Stress verbunden ist.

7.2.2 Alkohol

Alkohol ist eine der ältesten und am häufigsten konsumierten Substanzen. Alkohol ist in den USA und fast überall auf der Welt frei verkäuflich, ist also leicht zu beschaffen und in zahlreiche gesellschaftliche Interaktionen eingebettet.

Da Alkohol hepatotoxisch und weltweit die Hauptursache von Leberzirrhose ist, muss besonders darauf geachtet werden, dass Betroffene keine acetaminophen-haltigen Medikamente (z. B. Paracetamol) einnehmen.

Intoxikationssymptome

- Enthemmung
- Gedächtnis- und Koordinationsstörungen
- Funktionsbeeinträchtigung des Atemsystems.

Entzugssymptome

- gesteigerte Angst und/oder erhöhte Herzfrequenz
- Tremor
- Gefahr von Krampfanfällen.

Fast Facts

Alkoholentzug kann tödlich sein und soll unter ärztlicher Aufsicht stattfinden. Entzugssymptome können bis zu 72 Stunden nach dem letzten Konsum einsetzen.

7.2.3 Gamma-Hydroxybutyrat (GHB) [Ecstasy]

Diese Substanz gilt als Party-Droge. GHB kommt in den Neurotransmittern des Körpers natürlicherweise vor, wird zur Behandlung von Narkolepsie ärztlich verordnet und ist wie ihr Vorläufer Gamma-Butyrolacton in verschiedenen Formen erhältlich. Manche LGBTQ-Personen konsumieren diese Droge nicht bestimmungsgemäß, vielmehr zum Aufbau von Muskelmasse. Sie wird oft auf Circuit-Partys (Raver-Partys) zur Überwindung von Hemmungen und Intensivierung sexueller Erfahrungen genutzt.

Intoxikationssymptome

- Euphorie
- Schwindel
- Überdosierung
- Koma.

Entzugssymptome

- gesteigerte Angst und Herzfrequenz
- Tremor
- Krampfanfallgefahr.

7.2.4 Opiate und opioidhaltige Narkotika

Medizinisch indiziert zur Schmerzlinderung, Unterdrückung von Husten und/oder als Antidiarrhoikum. Es gibt viele Formen dieser Substanzklasse – natürliche (Morphium), semisynthetische (Codein und Heroin) und synthetische (Hydrocodon, Oxycodon etc.) Opiate.

Intoxikationssymptome

- Euphorie
- Analgesie
- Sedierung
- verengte Pupillen
- Obstipation.

Entzugssymptome

- verstärkte gastro-intestinale Aktivität
- Diarrhö
- Übelkeit
- Piloerektion (Gänsehaut).

Werden Opiate injiziert, etwa Heroin, steigt die Gefahr einer HIV-, Hepatitis B- und Hepatitis C-Infektion. Einigen Daten zufolge konsumieren LGBTQ-Personen injizierbare Opiate seltener als die übrige Bevölkerung, ärztlich verordnete Opiate jedoch in gleichem Umfang.

7.2.5 Marihuana (Cannabis)

Die Cannabispflanze kann als Rauschmittel geraucht oder oral zugeführt werden. Viele US-Bundesstaaten haben den Konsum von Marihuana als Freizeitdroge und zu medizinischen Zwecken legalisiert. Es gibt zwar keine formellen Leitlinien für den medizinischen Einsatz von Marihuana, es kann jedoch zur Linderung von Übelkeit und Erbrechen, zur Appetitanregung, Linderung chronischer Schmerzen sowie zur Behandlung von Krampfanfällen und Angststörungen eingesetzt werden.

Intoxikationssymptome

- Euphorie
- Entspannung
- verstärkte sensorische Wahrnehmungen
- verlängerte Reaktionszeit.

Entzugssymptome

- treten nur bei hohem und regelmäßigem Konsum auf
- Schlafstörung
- Reizbarkeit.

7.2.6 Kokain

Ein aus den Blättern der Coca-Pflanze gewonnenes Stimulanz. Kokain kann intravenös appliziert werden, wird aber meist als Pulver geschnupft über die Nasenschleimhaut aufgenommen. Crack ist eine Form von „Freebase"-Kokain, das in der Wasserpfeife geraucht und inhaliert wird. Es ist kardiotoxisch und kann bei Langzeitgebrauch Arrhythmien und Myokardinfarkte verursachen.

Intoxikationssymptome

- erhöhte Herzfrequenz
- Euphorie
- Enthemmung
- verstärkte Angst
- Paranoia
- Halluzinationen.

Entzugssymptome

- Fatigue
- Niedergeschlagenheit.

7.2.7 Stimulanzien des Amphetamin-Typs

Amphetamine, Methamphetamine und mehrere ähnliche Drogen sind synthetische, auf die Dopamin-Rezeptoren einwirkende Stimulanzien. Ähnlich wie Kokain stimulieren sie, wirken jedoch meist deutlich länger. Stimulanzien dieses Typs können geschluckt, geschnupft und geraucht werden, manche lassen sich sogar anal applizieren.

Diese Substanzen können zur Behandlung von Narkolepsie und Aufmerksamkeitsdefizit-/Hyperaktivitätsstörungen (ADHS) auch ärztlich verordnet werden.

Intoxikationssymptome

- erhöhte Herzfrequenz
- Euphorie
- verstärkte Angst
- Paranoia
- Halluzinationen.

Entzugssymptome

- Fatigue
- Niedergeschlagenheit.

Weitere Substanzen, die in der LGBTQ-Community in problematischem Umfang konsumiert werden, sind Halluzinogene (meist Ketamine), Alkylnitrite (Poppers) und Potenzmittel (**Tab. 7-2**).

7.3 Behandlung und Interventionen

Screening und Unterstützung tragen zum Therapieerfolg bei. Pflegefachpersonen müssen in einem Screening allen problematischen Konsumverhalten von Patient:innen nachgehen. In einem Gespräch kann es hilfreich sein, den Slang von verbreiteten Drogen zu kennen. Kurzinterventionen werden vorgestellt, die oft bei Alkohol- und Tabakkonsum ein gefährliches Verhalten identifizieren und adressieren. Substanzkonsumstörungen können wirksam behandelt werden, z. B. mit Verhaltenstherapien.

7.3.1 Screening

Das Screening der Patient:innen ist in allen Pflegesettings von großer Bedeutung. Beim Aufnahmegespräch und Assessment soll auch nach dem Substanzkonsum gefragt werden. Erkundigungen dieser Art sollten eigentlich selbstverständlich sein, weil sie eine offene Kommunikation fördern und Betroffenen das Gefühl vermitteln, nicht aufgrund ihres früheren Drogenkonsums ausgegrenzt zu werden. Pflegefachpersonen und Gesundheitsfachpersonen, die das Assessment dahingehend erweitern möchten, stehen zahlreiche Screening-Tools zur Verfügung. Der zeitgleiche Konsum mehrerer Substanzen ist üblich – hat jemand Probleme mit einer Substanz, gibt es vermutlich auch Probleme mit weiteren Substanzen. Beruflich Pflegende und andere Gesundheitsfachkräfte müssen alle Störungen im Zusammenhang mit psychotropen Substanzen und jedes problematische Konsumverhalten aufspüren und behandeln. **Tabelle 7-2** gibt einen Überblick über Bezeichnungen für weitverbreitete Drogen.

7.3.2 Kurzinterventionen

Diese Methode funktioniert oft bei problematischem Alkohol- und Tabakkonsum. Die Gesundheitsfachkraft identifiziert das gefährliche Verhalten und versucht es mit einer „Kurzintervention". Sie kann z. B.:

1. die Person nach ihren Rauchgewohnheiten fragen,
2. ihr den professionellen Rat geben, sofort oder innerhalb von 30 Tagen mit dem Rauchen aufzuhören,

Tabelle 7-2: LGBTQ-Slang für verbreitete Drogen (Traister, 2022, S. 63)

Slang	Definition
Crystal, Tina	Methamphetamine
Cri-cri	spanischer Begriff für Methamphetamine
K-hole	Ketamin-Blackout
Booty bump	Gebrauch von Methamphetaminen oder anderer Substanzen, die zur schnelleren Absorption rektal appliziert werden
Tina and her evil sister	Tina = Methamphetamin evil sister = Ketamine
420, 4:20	Marihuana oder marihuana-freundlich
Tweaked/tweaky	high durch Stimulanzien
Rush, jungle juice	nitrithaltige Inhalanzien (Poppers)
Party and play/PnP	Gebrauch von Methamphetaminen oder anderer Drogen beim Sex

3. sich erkundigen, ob sie tatsächlich aufhören will,
4. Hilfe anbieten, etwa in Form von Schulungen, Überweisungen oder anderer Ressourcen,
5. Nachsorge und Unterstützung organisieren.

7.3.3 Behandlungen

Pharmakotherapien – stehen zur Behandlung von Tabak-, Alkohol- und Opioidabhängigkeit zur Verfügung.

Verhaltenstherapien – Kognitive Verhaltenstherapie (KVT), Motivierende Gesprächsführung, Kontingenzmanagement.

Substanzkonsum ist nicht auf die LGBTQ-Community beschränkt, kann jedoch wegen der gesundheitlichen Ungleichheiten, denen diese Population ausgesetzt ist, mit besonderen Herausforderungen verbunden sein. Nicht alle, die Substanzen konsumieren brauchen eine Therapie, manche jedoch durchaus. Pflegefachpersonen müssen bereit sein, LGBTQ-Personen nach ihrem Substanzkonsum zu fragen und ihnen zur Seite zu stehen. Sie müssen zudem wissen, dass psychische Gesundheit und Trauma bei der Entwicklung von Substanzkonsumstorungen eine Rolle spielen. Diversibilitätssensibilität- und -kompetenz kann dem pflegerischen und medizinischen Team die Suche nach individuell angepassten Behandlungen und Interventionen, die den Gesundheitszustand der LGBTQ-Person verbessern, erleichtern.

Fallbeispiel von Dr. Craig Riccelli

Misty, eine 19-jährige cis Frau, kommt in die Notaufnahme, weil sie täglich Opioide konsumiert hat und nun einen Entzug wünscht. Sie teilt der Psychiatriepflegefachperson mit, dass sie sich über mehrere Monate hinweg täglich Heroin gespritzt hat und inzwischen wohnungslos ist. Ihre Eltern haben sie vor etwa einem Jahr aus dem Haus geworfen, nachdem sie ihnen eröffnet hatte, dass sie sich als Lesbe fühlt. Sie zog bei ihrer Bezugsperson ein, die jedoch ebenfalls täglich Heroin konsumiert. Vor einigen Wochen mussten sie aufgrund von Mietrückständen die Wohnung räumen. Wenn Misty ihre Bezugsperson erwähnt, blickt sie zu Boden und wirkt bekümmert.

1. Nach welchem weiteren Substanzkonsum in der Vergangenheit muss die Pflegefachperson unbedingt fragen?
   a. Nach dem Konsum von Benzodiazepinen und Alkohol. Bei beiden Substanzen kann der Entzug tödlich sein.
   b. Nach dem Zufuhrweg des Heroins, da die intravenöse Applikation mit dem hohen Risiko einer Hepatitis C- und HIV-Infektion einhergeht.

   c. Wann hat Mistys Substanzkonsum begonnen? Oft tragen LGBTQ-spezifische soziokulturelle Einflüsse zur Entwicklung einer Substanzkonsumstörung bei, besonders bei jungen Erwachsenen.
2. Welche weiteren Fragen zur sozialen Situation soll die Pflegefachperson stellen?
   a. Sie soll auf einfühlsame Weise nach einem möglichen Trauma fragen. LGBTQ-Patient:innen sind besonders im Transitionsalter verstärkt in Gefahr, traumatisiert zu werden. Posttraumatische Belastungsstörungen können sich in Form selbstschädigender Verhaltensweisen äußern, z.B. in Drogenkonsum. Wird Misty von ihrer Bezugsperson missbraucht oder misshandelt, ist ihre Sicherheit gefährdet.
3. Welche Ressourcen und Informationen über psychische Gesundheit soll ihr die Pflegefachperson anbieten?
   a. Opioidkonsumstörungen kommen in der LGBTQ-Community überproportional häufig vor – das ist vielfach belegt. Am langfristig erfolgversprechendsten sind Programme, die verhaltensbezogene Komponenten in die pflegerische Erstversorgung integrieren, die den Minderheitenstress berücksichtigen und ein trauma-sensibles Vorgehen empfehlen. Manche religiöse Unterstützungsangebote diskriminieren LGBTQ-Menschen und verursachen zusätzlichen Stress. Die Pflegefachperson muss wissen, welche öffentlichen Ressourcen angemessen sind und wo LGBTQ-Menschen akzeptiert werden.
   b. Die Psychoedukation soll sich auf die Frage konzentrieren, wie man gesellschaftliche Kontakte außerhalb drogenkonsumierender Kreise knüpft.

Fast Facts

Substanzkonsumstörungen können wirksam behandelt werden, z.B. mit Verhaltenstherapien. Screening und Unterstützung tragen zum Therapieerfolg bei.

7.4 Literatur

Abdulrahim, D., Whiteley, C., Moncrieff, M. & Bowden-Jones, O. (2016). *Club drug use among lesbian, gay, bisexual and trans (LGBT) people*. Novel Psychoactive Treatment UK Network (NEPTUNE).

Medley, G., Lipari, R.N., Bose, J., Cribb, D.S., Kroutil, L.A. & McHenry, G. (2016). *Sexual Orientation and Estimates of Adult Substance Use and Mental Health: Results from the 2015 National Survey on Drug Use and Health* (Data Review). National Survey on Drug Use and Health. Available from https://www.samhsa.gov/data/sites/default/files/NSDUH-SexualOrientation-2015/NSDUH-SexualOrientation-2015/NSDUH-SexualOrientation-2015.pdf

Mission Harbor Behavioral Health. (2024). *How To Find An LGBTQ-Friendly Rehab And Mental Health Treatment Center*. Available from https://sbtreatment.com/resources/lgbtq-friendly-guide/

The Trevor Project. (2020, March 26). *Substance use disparities by sexual identity*. Available from https://www.thetrevorproject.org/2020/03/26/research-brief-substance-use-disparities-by-sexual-identity/

Traister, T. (2022). *Fast Facts about LGBTQ+ Care for Nurses*. Springer Publishing Company.

Weiterführende Literatur

American Psychiatric Association. (2013). *Diagnostic and statistical manual of mental disorders* (5th ed.).

Makadon, H. J., Mayer, K. H., Potter, J. & Goldhammer, H. (2015). *The Fenway guide to lesbian, gay, bisexual, and transgender health*. American College of Physicians.

National Institute on Drug Abuse. (2024, May). *LGBTQI+ People and Substance Use*. Available from https://nida.nih.gov/research-topics/lgbtqi-people-and-substance-use

ODPHP (Office of Disease Prevention and Health Promotion). (2020). *Healthy People 2020. Lesbian, gay, bisexual, and transgender health*. Available from https://wayback.archive-it.org/5774/20220413203148/https://www.healthypeople.gov/2020/topics-objectives/topic/lesbian-gay-bisexual-and-transgender-health

SAMHSA. (2020). *2019 National survey on drug use and health: Lesbian, gay, & bisexual (LGB) adults*. Available from https://www.samhsa.gov/data/report/2019-nsduh-lesbian-gay-bisexual-lgb-adults

8 Gesundheitsverhalten von LGBTQ-Personen

In diesem Kapitel geht es um die Verhaltensebene der Gesundheit und um Herausforderungen, mit denen LGBTQ-Menschen konfrontiert sein können. Pflegefachpersonen werden über die oft sehr negativen Auswirkungen von Stigma und Diskriminierung auf die psychische Gesundheit informiert. Ferner werden die für LGBTQ-Personen spezifischen psychischen Belastungen untersucht und die wichtigsten Punkte mit Fallbeispielen illustriert.

In diesem Kapitel erfahren Sie:

1. wie im Gesundheitswesen bislang mit LGBTQ-Personen umgegangen wurde,
2. mehr über die Verhaltensebene der Gesundheit und wie die Schlüsselbegriffe zu verstehen sind,
3. wie ein kompetentes und diversitätssensibles Assessment der psychischen Gesundheit durchgeführt wird.

8.1 Der Hintergrund

In der Vergangenheit wurden LGBTQ-Identitäten nicht nur in den USA, vielmehr weltweit mit psychischen Störungen und Anomalien in Verbindung gebracht. Frühe psychiatrische Theorien und Psychologiefachleute hielten Homosexualität und Gender-Nonkonformität ihrem Wesen nach für krankhaft und behaupteten, sie ließe sich „heilen“ oder „kurieren“. Spät, nämlich erst 1973, hat die American Psychiatric Association (APA) Homosexualität aus dem Diagnostischen und Statistischen Manual Psychischer Störungen (DSM-2) gestrichen. Seither haben alle wichtigen Berufsgruppen, die sich mit psychischer Gesundheit und Verhalten beschäftigen, bestätigt, dass Homosexualität keine psychische Krankheit ist. Das

DSM-5 enthält momentan die Diagnose Geschlechtsdysphorie. Manche wehren sich dagegen mit dem Argument, dies sei eine Pathologisierung der Identitäten von trans Menschen, andere begrüßen die Aufnahme der Diagnose Geschlechtsdysphorie ins DSM-5, weil sie den Zugang zu medizinischen Behandlungen ermöglicht (etwa zu Hormontherapie und geschlechtsangleichenden chirurgischen Eingriffen).

8.1.1 Stigma und Diskriminierung

Viele psychische Probleme mit Auswirkungen auf das Gesundheitsverhalten teilen LGBTQ-Personen mit der übrigen Bevölkerung. Manche weisen allerdings Verhaltensprobleme auf, die für ihre sexuelle Identität oder Geschlechtsidentität typisch sind. Allen LGBTQ-Personen gemeinsam ist jedoch die Erfahrung individueller und systemischer Unterdrückung als Ergebnis von Stigma und Diskriminierung.

Stigmatisierung und Diskriminierung aufgrund der sexuellen Orientierung und/oder Geschlechtsidentität schaden ihrer psychischen Gesundheit. Viele sind mit Mobbing konfrontiert, werden von der Familie nicht ausreichend akzeptiert, erleben sexuelle Übergriffe und körperliche Gewalt. Das alles sind Risikofaktoren für ein problematisches Gesundheitsverhalten.

Fast Facts

Von Stigma und Diskriminierung verursachter Stress kann das Gesundheitsverhalten von LGBTQ-Personen negativ beeinflussen.

8.1.2 Ungleichheiten im Bereich der psychischen Gesundheit

- Die Wahrscheinlichkeit, im Laufe ihres Lebens psychisch zu erkranken, ist bei LGBTQ-Personen doppelt so hoch als bei heterosexuellen Frauen und Männern.
- Sie erkranken mit 2,5-mal höherer Wahrscheinlichkeit als heterosexuelle Individuen an einer Depression, einer Angststörung und einer Substanzkonsumstörung.
- Sie nehmen sehr viel häufiger als heterosexuelle Personen Dienstleistungen im Bereich der psychischen Gesundheit in Anspruch.

8.2 Psychische Gesundheit – was Pflegefachpersonen wissen müssen

Dieses Kapitel geht auf die spezifischen psychischen Belastungen von LGBTQ-Personen ein und gibt Pflegefachpersonen wichtige Informationen über die oft sehr negativen Auswirkungen für die Patient:innen. Ein Beitrag zur gesundheitlichen Situation von LGBTQ-Personen in der Schweiz schließt das Kapitel ab.

8.2.1 Coming-out

Coming-out ist ein Prozess, in dessen Verlauf eine LGBTQ-Person ihre sexuelle Orientierung oder Geschlechtsidentität akzeptiert und anderen mitteilt:

- Bei manchen ist dies ein lebenslanger, oft non-linear verlaufender Vorgang.
  - Eine Person beispielsweise, die sich an ihrer Arbeitsstelle oder in ihrer derzeitigen Situation (Freundeskreis, Familie etc.) geoutet hat, wird sich an einer neuen Arbeitsstelle, unter anderen Bedingungen und in anderen Situationen erneut outen müssen.
  - Im klinischen Setting zögert die Person vielleicht, sich einer Pflegefachperson oder Gesundheitsdienstleister:innen gegenüber zu outen. Bei jedem Kontakt mit dem Pflegepersonal – Aufnahmegespräch, Schichtwechsel etc. – muss erneut ein Coming-out erfolgen.
- Die Pflegefachperson kann beim Coming-out behilflich sein, indem sie der Person:
  - Hilfe zukommen lässt und Bewältigungs- und Unterstützungssysteme ermittelt,
    - ihr hilft, örtliche Unterstützungsangebote ausfindig zu machen, wie Therapie, Unterkunft und Selbsthilfegruppen,
  - die positiven Aspekte eines Coming-out nennt.
    - Die Person muss einen wesentlichen Teil ihres Lebens und ihrer Identität nicht mehr vor der Familie und dem Freundeskreis verbergen.
    - Selbstakzeptanz kann ihr zu einem erfüllteren und authentischeren Leben verhelfen und sie von schambehaftetem Denken befreien.

8.2.2 Zurückweisung

Ein Coming-out ist für manche LGBTQ-Personen eine traumatische und schwer zu verkraftende Erfahrung (**Kasten 8-1**). Zu den Auswirkungen einer Zurückweisung auf die Psyche gehören:

- Zurückweisung kann gesundheitsschädigendes Verhalten und maladaptive Coping-Mechanismen auslösen.
- Zurückweisung kann Schuld- und Schamgefühle auslösen, manchmal auch Angst vor körperlichen Angriffen.
- LGBTQ-Jugendliche, die von ihrer Familie abgelehnt werden, unternehmen mit 8-mal höherer Wahrscheinlichkeit einen Suizidversuch als ihre heterosexuellen Peers. Wenn es jedoch mindestens einen erwachsenen Menschen in ihrem Leben gibt, der sie unterstützt, sinkt die Gefahr um 40 %.

Kasten 8-1: Coming-out als LGBTQ

Eine von der GLAAD (US-amerikanische LGBT-Medien-Advocacy-Organisation, Anm. d. Übers.) im Jahr 2018 durchgeführte Umfrage hat ermittelt, welchen Personen es emotionales Unbehagen bereitet, wenn sie von der LGBTQ-Identität eines Familienmitglieds erfahren:

- 36 % der Personen zwischen 18 und 34 Jahren
- 30 % der Personen zwischen 35 und 51 Jahren
- 29 % der Personen zwischen 52 und 71 Jahren
- 34 % der Personen im Alter von 72+.

„Die junge Generation gilt als die toleranteste. Deshalb sind die Ergebnisse dieser Befragung besorgniserregend" (Miller, n.d.)

8.2.3 Alter

Die heutige Generation alter Menschen hat viele entscheidende Momente der LGBTQ-Geschichte und vermutlich Diskriminierungen erlebt: Die Stonewall-Proteste, mit denen der Kampf um Schwulenrechte begonnen hat, die AIDS-Epidemie, verschiedene staatliche oder bundesstaatliche Gesetzgebungen, die ihre sexuelle Orientierung und Geschlechtsidentität verboten oder kriminalisiert haben. Daraus resultiert:

- Viele ältere LGBTQ-Personen haben wenig Vertrauen in die Anbieter von Gesundheitsdienstleistungen und sind selten bereit, ihre sexuelle Orientierung oder Geschlechtsidentität offenzulegen.
- Schwule Männer fühlen sich im Alter oft isoliert oder einsam, da in schwulen Kreisen sehr viel Wert auf Jugend und körperliche Schönheit gelegt wird.
- Bisexuelle Senior:innen sind in höherem Maße von Depressionen, Angststörungen und Suizidgedanken betroffen als schwule und lesbische Personen ihrer Altersgruppe.

- Betagte LGBTQ-Menschen stehen vor einer Reihe spezifischer Herausforderungen, z.B. einer Kombination von Stigmatisierung und Altersdiskriminierung. Etwa 31% berichten von Symptomen einer Depression, 39% denken ernsthaft daran, sich das Leben zu nehmen.
- Pflegefachpersonen können durch offene Kommunikation eine therapeutische Beziehung zu ihren Schützlingen herstellen.
  - Manchen hilft es auch langfristig sehr, wenn über die Vergangenheit gesprochen und thematisiert wird, wie sich Homophobie und Diskriminierung auf ihr Leben ausgewirkt haben.
  - Erkundigungen nach sozialer Unterstützung und sozialen Netzwerken sind angezeigt, weil ihr Fehlen für den schlechteren Gesundheitszustand mitverantwortlich sein kann.

Fast Facts

Pflegefachpersonen, die mit LGBTQ-Menschen arbeiten, sollen durch ihr Verhalten und ihre Kommunikation vermitteln, dass ihre Identitäten anerkannt und wertgeschätzt werden.

8.2.4 Zweifaches Stigma

Ein Phänomen, das vorliegt, wenn jemand mit einem verhaltensbezogenen Gesundheitsproblem oder einer psychiatrischen Diagnose einer stigmatisierten Gruppe angehört. Man kann auch von einem *Doppelstigma* sprechen:

- LGBTQ-Menschen müssen mit Stigmatisierung, Vorurteilen und Diskriminierungen aufgrund ihrer sexuellen Orientierung oder Geschlechtsidentität umgehen und zudem mit dem Stigma ihrer psychischen Erkrankungen zurechtkommen.
- Pflegefachpersonen müssen sich der multiplen Identitäten ihrer Schützlinge bewusst sein, deren Leben von Geschlecht, Ethnizität und sozioökonomischem Status geprägt ist. Ein besseres Verständnis dieser Faktoren und was sie für Betroffene bedeuten, hilft Pflegefachpersonen, das Dasein mit mehreren Stigmata zu validieren und für ein inkludierendes und akzeptierendes Umfeld zu sorgen.

Fast Facts

LGBTQ-Menschen mit einer diagnostizierten Störung des Gesundheitsverhaltens müssen mit dem Stigma einen non-normativen Sexualität bzw. Geschlechtsidentität sowie mit dem Stigma einer psychischen Erkrankung zurechtkommen.

8.2.5 Trauma

LGBTQ-Menschen können wegen ihrer sexuellen Orientierung oder Geschlechtsidentität ein Trauma erleiden.

- Traumatisierungsformen sind:
  - Labeling (Etikettierung)
  - Stereotypisierung
  - Verweigerung von Gesundheitsversorgung und Pflege
  - absichtliches Misgendering.
- In den USA ist die LGBTQ-Population eine der am häufigsten von Hasskriminalität betroffenen Gruppen (National Alliance on Mental Illness, 2024).
- Bei einem traumatisierten Menschen kann das Risiko für eine Posttraumatische Belastungsstörung (PTBS) erhöht sein.
- Pflegefachpersonen und andere Gesundheitsdienstleister:innen müssen wissen, dass LGBTQ-Personen in Gefahr sind, traumatisiert zu werden.

Fallbeispiel

Max kommt mit seinem Partner in die Notaufnahme. Sie wurden überfallen, als sie auf der Straße Hand in Hand gingen. Eine Person hat sie angegriffen und dabei schwulenfeindliche Parolen gebrüllt. Beim Aufnahmegespräch wirkt Max verängstigt und besorgt. Als ihn die Pflegefachperson untersuchen will, zuckt er zurück.

In diesem Szenarium ist vor allem wichtig, dass sich die Pflegefachperson fürsorglich und diversitätssensibel verhält. Max, der soeben attackiert wurde, fürchtet vielleicht, vom Gesundheitsteam „anders" behandelt zu werden, dass die Fachleute denken, er habe den Angriff „verdient" und mit ihm als schwulem Mann weniger mitfühlend umgehen.

Wenn jemand wie Max wegen seiner sexuellen Orientierung oder Geschlechtsidentität angegriffen wurde, kann dies auch nachfolgende Begegnungen belasten, ungeachtet der guten Intentionen der Pflegefachperson. Ihre Aufgabe ist es, Max' Erfahrung zu validieren, Diskriminierung zu verurteilen und Menschen wie ihn wertschätzend und respektvoll zu versorgen.

8.2.6 Substanzmissbrauch

Der übermäßige oder zweckentfremdete Gebrauch von Substanzen kann ein Coping-Mechanismus oder eine Methode der Selbstmedikation sein:

- LGBTQ-Menschen sind häufiger von Substanzkonsumstörungen betroffen als die übrige Bevölkerung.

- Studien haben nach einem Bericht der National Alliance in Mental Illness (NAMI, 2022, 2024) belegt, dass auf LGBTQ-Personen spezialisierte Therapieprogramme verglichen mit den üblichen Programmen bessere Ergebnisse erzielen, wenn sich Betroffene an der Programmentwicklung beteiligen.
- Frauen, die sich als lesbisch oder bisexuell bezeichnen, haben mit doppelt so hoher Wahrscheinlichkeit als heterosexuelle Frauen im vergangenen Monat exzessiv Alkohol getrunken (8,0 % vs. 4,4 %).
- Schwule oder bisexuelle Männer haben mit geringerer Wahrscheinlichkeit als heterosexuelle Männer im vergangenen Monat exzessiv Alkohol getrunken.

8.2.7 Wohnungslosigkeit

Wohnungslosigkeit belastet LBTQ-Personen zusätzlich und erschwert ihnen den Zugang zu einer Gesundheitsversorgung:

- LGBTQ-Jugendliche und junge LGBTQ-Erwachsene sind stärker als andere von Wohnungslosigkeit bedroht.
- Schwarze LGBTQ-Jugendliche sind besonders gefährdet.
- Instabile Wohnverhältnisse sind oft die Folge, wenn sie aufgrund ihrer Geschlechtsidentität oder sexuellen Orientierung von der Familie abgelehnt und diskriminiert werden.
- Die Suche nach einer Notunterkunft, in der sie akzeptiert werden, ist für diese Personengruppe oft schwierig. Sie ist an solchen Orten auch verstärkt Belästigungen und Missbrauch ausgesetzt.

8.2.8 Suizid

Verglichen mit anderen Bevölkerungsgruppen neigen LGBTQ-Menschen stärker zu Suizidgedanken und Suizidversuchen:

- Die Suizidversuchsrate lesbischer, schwuler und bisexueller Jugendlichen ist viermal höher und bei questioning Jugendlichen doppelt so hoch als die Suizidversuchsrate heterosexueller Jugendlichen.
- Jugendliche, die eine High School besuchen und sich als lesbisch, schwul oder bisexuell bezeichnen, sind fünfmal stärker gefährdet, einen Suizidversuch zu unternehmen als heterosexuelle Gleichaltrige.
- 40 % der trans Menschen haben im Laufe ihres Lebens einen Suizidversuch unternommen, im Unterschied zu unter 5 % der übrigen US-amerikanischen Bevölkerung.

  - Trans Menschen, die sich als afro-amerikanisch, Schwarz, Latino, Native Americans oder „multiracial/mixed race“ identifizieren, haben eine höheres Risiko für Suizidversuche als weiße trans Menschen.

Fast Facts

LGBTQ-Menschen haben ein höheres Risiko für eine Depression, für Angststörungen, Substanzmissbrauch und Suizid.

8.2.9 Zugang zu Gesundheitsversorgung

In der psychiatrischen Versorgung wird, wenn es um sexuelle Orientierung und Geschlechtsidentität geht, oft die gesamte LGBTQ-Community zu einer Gruppe zusammengefasst (wenn sie überhaupt berücksichtigt wird):

- Dieses Vorgehen kann problematisch sein, weil jede Untergruppe spezifische Probleme, bestimmte Raten psychischer Erkrankungen und besondere Erfahrungen hat.
- Die LGBTQ-Population besteht aus sehr unterschiedlichen Individuen mit bestimmten einzelnen und sich überschneidenden Herausforderungen bezüglich ihres Gesundheitsverhaltens.
- Auch andere Faktoren, wie ethnische Herkunft und ökonomischer Status, können sich auf die Qualität ihrer Versorgung und ihren Zugang zu Gesundheitsversorgung auswirken.
- LGBTQ-Menschen begegnen Pflegefachpersonen und anderen Gesundheitsfachpersonen, die sie belästigen und denen es an Diversitätskompetenz fehlt.
  - Diese Erfahrungen führen dazu, dass LGBTQ-Personen, wenn sie in Behandlung sind, ihre sexuelle Orientierung und/oder Geschlechtsidentität aus Furcht vor Diskriminierung oder Voreingenommenheit der Anbieter lieber verborgen halten.

Assessment der psychischen Gesundheit – Fallbeispiele

Fallbeispiel 1: Robyn, eine bisexuelle Frau

Robyn, eine 28-jährige Schwarze Frau sucht ihre Hausärztin auf, weil sie unter Ängsten, Hoffnungslosigkeit und Schlafstörungen leidet. Sie hat kürzlich die Beziehung mit einem Mann beendet, identifiziert sich jedoch als bisexuelle Frau. Als sie das ihrem Freund mitteilte, bekam die Beziehung Risse; er konnte Robyns sexuelle Orientierung nicht recht begreifen. Sie selbst fühlt sich mit ihrer Bisexualität wohl, fragt sich aber, ob mit ihr etwas nicht stimmt. Sie hatte bislang Beziehungen zu Männern und zu Frauen. Doch ob Mann oder Frau, Robins Bisexualität war allen gleich unangenehm. Robyn sagt, sie habe es „so satt" sich diesen Leuten gegenüber zu outen und fragt sich besorgt, ob sie je einen Menschen findet, der ihre sexuelle Orientierung akzeptiert. Zudem haben ihre lesbischen Freundinnen gesagt, sie müsse endlich entscheiden, ob sie nun lesbisch sei oder nicht, und manche reden nicht mehr mit ihr. Sie bittet die Ärztin um ein Schlafmittel, weil sie nachts nicht abschalten kann und ihr die Vorstellung, mit ihrer Identität ganz allein zu sein, schwer zu schaffen macht.

- Dieses Szenarium zeigt, dass bisexuelle Menschen sowohl von heterosexuellen wie von LGBTQ-Communitys diskriminiert werden können. Viele haben das Gefühl, weder von der einen noch von der anderen Seite akzeptiert zu werden. Manche halten ihre Bisexualität für eine vorübergehende Phase.
- Die Ärztin soll Robyn versichern, dass Bisexualität keine psychische Störung ist und ihre Angst und Hoffnungslosigkeit die Folgen von Stigmatisierung und Diskriminierung ihrer Bisexualität sind.
- Wie bereits erkannt, beeinträchtigen negative Stereotypen und die Stigmatisierung von Bisexualität Robyns psychische und physische Gesundheit. Die Forschung hat belegt, dass bisexuelle Menschen häufiger als lesbische und schwule unter Depressionen und Ängsten leiden (Makadon et al., 2015).
- Die für Robyn zuständige Gesundheitsfachkraft soll sich fragen, was sie über bisexuelle Menschen denkt und ihre eigene Einstellung überprüfen. Sie soll sich vor Augen halten, dass sich Robyn zwar mit der LGBTQ-Community identifiziert, hinsichtlich ihrer psychischen Gesundheit dennoch individuelle Bedürfnisse hat, die es zu erfüllen gilt.
- Die Pflegefachperson soll Robyns Erfahrungen als real validieren und sie dann an eine auf bisexuelle Menschen spezialisierte psychiatrische Fachkraft überweisen. Sie soll nicht davon ausgehen, dass alle Unterstützungsangebote für LGBTQ-Menschen auch für bisexuelle Personen geeignet und zugänglich sind.

Fast Facts

Bisexuelle Menschen werden oft weder von heterosexuellen noch von LGBTQ-Communities akzeptiert, weshalb manche ein spezifisches problematisches Gesundheitsverhalten aufweisen.

Fallbeispiel 2: Brenda, Depression und Suizid

Brenda ist eine 36-jährige trans Frau, die mit einer Alkoholintoxikation in die Notaufnahme gebracht wird. Sanitäter:innen haben sie aufgefunden und ins nächstgelegene Krankenhaus gefahren. Weil sie dem Pflegepersonal gegenüber mehrfach geäußert hat, man möge sie „in Ruhe lassen und einfach sterben lassen", wird sie trotz stabiler Vitalzeichen stationär aufgenommen.

Am folgenden Tag wird Brenda vom psychiatrischen Dienst des Hauses besucht. Die Psychiaterin erkundigt sich nach ihren Lebensumständen und ihrem Alkoholkonsum. Brenda gibt an, sie sei deprimiert gewesen, habe sich zurückgezogen und an nichts mehr Freude gehabt. Die meiste Zeit sei sie mit Alkoholtrinken oder der Suche nach Alkohol beschäftigt gewesen. Mehrmals im Laufe des Gesprächs sagt Brenda, allen ginge es besser ohne sie und dass sie nicht wisse, wie sie so weiterleben könne.

- Die Psychiaterin soll Brenda fragen, ob sie früher schon einmal depressiv war oder dies ihre erste Episode ist, um festzustellen ob tatsächlich eine Depression vorliegt.
- Eine Depression zu diagnostizieren kann schwierig sein. Es gibt viele Auslöser dafür; bei LGBTQ-Personen können es Umgebungsstressoren sein. Die Fachkraft sollte nicht davon ausgehen, dass Brenda wegen ihres Transgender-Seins deprimiert ist, sich vielmehr fragen, ob und wie ihre Erfahrungen als trans Frau zu ihrem aktuellen Zustand beigetragen haben.
- Brendas Äußerung, es ginge allen besser ohne sie und dass sie nicht wisse, wie sie so weiterleben könne, soll als Alarmzeichen und Hinweis auf Suizidgedanken gewertet werden.
- Ein gründliches Assessment der Suizidalität ist angezeigt:
  - Die Fachkraft soll Brenda direkt fragen, ob sie daran gedacht hat, sich das Leben zu nehmen.
    - Sie soll direkt fragen, ob sie über die dafür erforderlichen Mittel verfügt (etwa ob sie Zugang zu Waffen oder Tabletten gehortet hat).
    - Gibt es Ereignisse oder Ziele, auf die sie sich freut?
    - Fehlende Vorfreude kann ein Warnzeichen sein und auf einen unmittelbar bevorstehenden Suizidversuch hinweisen.
  - Substanzmissbrauch kann eine Person wie Brenda gefährden, impulsiv zu handeln und sich dadurch zu schaden.
    - Frühere Suizidversuche sollen auf ihre Ernsthaftigkeit hin evaluiert werden.
  - Sollte sich herausstellen, dass Brenda tatsächlich Suizidgedanken hat, über die entsprechenden Mittel verfügt und einen Plan hat, liegt ein psychiatrischer Notfall vor und muss sofort eingegriffen werden.
- Beim Umgang mit einer Person wie Brenda soll die Pflegefachperson zwar wissen, wie sich die sexuelle Orientierung oder das Transgender-Sein auf die Symptome auswirken können, aber nicht davon ausgehen, dass sich diese Faktoren

auf alle LGBTQ-Personen gleichermaßen auswirken. Das kann ihr den Aufbau einer therapeutischen Beziehung erleichtern.
- Deprimierte LGBTQ-Menschen sprechen auf die Behandlung besser an, wenn sie von Gesundheitsfachkräften versorgt werden, die Verständnis für ihre Probleme aufbringen und sich bemühen, ihnen einen sicheren Ort zu verschaffen.

Der von Stigma und Diskriminierung ausgelöste Stress kann das Gesundheitsverhalten von LGBTQ-Personen beeinträchtigen. Wer an einer diagnostizierten Störung des Gesundheitsverhaltens leidet, muss mit dem LGBTQ-Stigma und zudem mit der Stigmatisierung psychischer Erkrankungen zurechtkommen.

Fast Facts

- Der von Stigma und Diskriminierung ausgelöste Stress kann das Gesundheitsverhalten von LGBTQ-Personen beeinträchtigen.
- Wenn sie an einer diagnostizierten Störung des Gesundheitsverhaltens leiden, müssen sie mit dem LGBTQ-Stigma und zudem mit der Stigmatisierung psychischer Erkrankungen zurechtkommen.
- Bisexuelle Menschen werden oft weder von heterosexuellen noch von LGBTQ-Communitys akzeptiert, weshalb manche ein spezifisches problematisches Gesundheitsverhalten aufweisen.
- Pflegefachpersonen, die mit LGBTQ-Menschen arbeiten, sollen durch ihr Verhalten und ihre Kommunikation vermitteln, dass ihre Identitäten anerkannt und validiert werden.
- LGBTQ-Menschen haben ein höheres Risiko für eine Depression, für Angststörungen, Substanzmissbrauch und Suizid.

8.3 Exkurs: Gesundheitliche Situation von LGBTQ+-Personen in der Schweiz

Andreas Pfister und Paula Krüger

Inwieweit sind die Aussagen zur Gesundheit von LGBTQ+-Personen in diesem Buch auch für den deutschsprachigen Raum und Europa zutreffend? Eine 2023 erschienene, groß angelegte Studie in der Schweiz, die neben einem Literaturreview der letzten fünf (internationale Literatur) und 20 Jahre (Schweiz) und einer eigens durchgeführten nationalen Umfrage in 2021 (LGBT Health) auch die Datensätze der Schweizerischen Gesundheitsbefragung (SGB) von 2012 und 2017 auswertete, zeigte, dass auch in der Schweiz und Europa davon ausgegangen werden muss, dass LGBTQ+-Personen gegenüber der übrigen Bevölkerung in vielen Bereichen gesundheitlich benachteiligt sind (Krüger et al., 2023). Nachstehend werden die Hauptergebnisse kurz zusammengefasst. Der Fließtext wurde dem Kapitel fünf aus der Studie von Krüger et al. (2023) entnommen.

In allen untersuchten großen Themenbereichen der Studie – Zugang zur Gesundheitsversorgung, körperliche Gesundheit, sexuelle Gesundheit, Substanzkonsum und psychische Gesundheit – fanden sich ungleiche Gesundheitschancen der LGB(T)-Population gegenüber der übrigen Schweizer Bevölkerung, wobei die Größe der Unterschiede zwischen und auch innerhalb der Bereiche variierte und sich auch in Unterbereichen zeigte, dass LGB-Personen gegenüber der restlichen Bevölkerung nicht schlechter gestellt sind (z.B. körperliche Aktivität). Nachfolgend werden diejenigen (Gesundheits-)Bereiche benannt, in denen LGB(T)-Menschen im Vergleich zur übrigen Schweizer Bevölkerung ungleiche Gesundheitschancen haben, also schlechter gestellt sind, und in denen Maßnahmen ergriffen werden sollten.

Psychische Gesundheit

Wie die internationale Studienlage, weisen auch die Schweizer Daten darauf hin, dass die LGBT-Population im Bereich der psychischen Gesundheit gegenüber der übrigen Schweizer Bevölkerung deutlich benachteiligt ist. Es besteht ein großer und dringender Handlungsbedarf. Dies zeigt sich etwa in der deutlich höheren Prävalenz von Depressionen, Suizidgedanken und Suizidversuchen sowie den geringer ausgeprägten sozialen und psychischen Schutzfaktoren bei der Schweizer LGBT-Bevölkerung gegenüber der übrigen Schweizer Bevölkerung. Die Wahrscheinlichkeit für Suizidversuche (Lebenszeitprävalenz) ist bei LGB-Personen gegenüber der übrigen Schweizer Bevölkerung etwa viermal höher (SGB). 11 Prozent der in der SGB befragten LGB-Personen und 18 Prozent der in 2021 befragten LGBT-Personen (LGBT Health) haben in ihrem Leben bereits mindestens einen Suizidversuch unternommen, dies meist in der Lebensphase der Adoleszenz. Trans/non-binäre Personen sind besonders davon betroffen. Sie sind nicht nur stärker psychisch belastet, begingen nicht nur häufiger, sondern auch häufiger als mehr als einmal in ihrem Leben einen Suizidversuch als cis LGB-Personen. Auch bezüglich der 1-Jahresprävalenz von Depressionen waren trans/non-binäre Personen innerhalb der LGBT-Gruppe am meisten betroffen.

Diskriminierungs- und Gewalterfahrungen, Verzicht auf Gesundheitsleistungen und Barrieren des Zugangs zur Gesundheitsversorgung

Wie international breit ausgewiesen zeigen auch die Befunde der Zusatzbefragung „LGBT Health", dass viele Schweizer LGBT-Personen aufgrund ihrer sexuellen Orientierung oder Geschlechtsidentität Diskriminierungs- oder Gewalterfahrungen ausgesetzt sind (67,6 % mindestens einmal in ihrem Leben). Solche Erfahrungen werden auch in der Gesundheitsversorgung erlitten (26,6 % mindestens einmal in ihrem Leben), wobei trans/non-binäre Personen am stärksten betroffen sind. Der Schutz von LGBT-Personen vor Stigmatisierung, Diskriminierung und Gewalt muss in der Schweiz verstärkt werden, dies generell wie auch im Speziellen in der Gesundheitsversorgung. Es ist davon auszugehen, dass ein Teil der LGBT-Population medizinische Leistungen nicht in Anspruch nimmt, wie es auch die internationale Literatur zeigt. Der Anteil von LGBT-Personen, die aus mangelndem Vertrauen in die Ärzteschaft, Krankenhäuser etc. auf Gesundheitsleistungen verzichten, ist gegen über der Schweizer Wohnbevölkerung mehr als doppelt so hoch (16,2 % vs. 6,9 %). Dass es sich hier um einen reinen Stichprobeneffekt handelt, ist angesichts der klaren internationalen Evidenz zu den Barrieren des Zugangs von LGBT-Personen zur Gesundheitsversorgung wenig wahrscheinlich. Es braucht auch in der Schweiz klare Maßnahmen, um die Zugangsbarrieren für LGBT-Personen zur Gesundheitsversorgung abzubauen.

Substanzkonsum (Tabak, Alkohol, illegale Substanzen)

Die Befunde zeigen, wie auch der internationale Forschungsstand insgesamt, eine (deutlich) höhere Prävalenz des (gesundheitsschädlichen) Konsums psychoaktiver Substanzen bei LGBT-Personen gegenüber der übrigen Schweizer Bevölkerung. Mit gut einem Drittel bis fast der Hälfte der LGBT-Personen liegt etwa der Anteil der Personen, die Tabak rauchen, deutlich höher als bei der übrigen Schweizer Bevölkerung. Da beispielsweise Tabak- und ein übermäßiger Alkoholkonsum große gesundheitliche Schäden verursachen, ist der (übermäßige) Substanzkonsum ein wichtiges und dringliches gesundheitliches Handlungsfeld, in dem LGBT-Personen gegenüber der übrigen Bevölkerung in der Schweiz benachteiligt sind und Maßnahmen ergriffen werden müssen. Die empirisch festgestellten Gruppen- und Geschlechterunterschiede sind beim Ergreifen gesundheitsförderlicher und (sucht-)präventiver Maßnahmen zu berücksichtigen. Während etwa lesbische und bisexuelle Frauen im Vergleich zu heterosexuellen Frauen sowohl häufiger chronisch (stetig zu viel Alkohol) als auch episodisch risikohaft (zu viel bei einer Gelegenheit) Alkohol trinken, weisen schwule und bisexuelle Männer im Vergleich zu heterosexuellen Männern etwas häufiger ein episodisch risikohaftes Trinkverhalten auf.

Sexuelle Gesundheit

Wie international bekannt, zeigen die Befunde der vorliegenden Studie, dass schwule und bisexuelle Männer auch in der Schweiz hinsichtlich HIV und STI gegenüber der übrigen Bevölkerung eine vulnerable Gruppe sind. Ein besonderer Fokus auf diese Gruppe wie auch diejenige der trans/non-binären Personen im Bereich der sexuellen Gesundheit ist angesichts der Daten- und Studienlage sehr wichtig und muss in der Schweiz (weiterhin) gezielt erfolgen. Lesbische und bisexuelle Frauen dürfen dabei aber nicht vergessen gehen. Sie müssen bezüglich HIV/STI, gynäkologischer Vorsorgeuntersuchungen und reproduktiver Gesundheit genügend sensibilisiert werden. Zudem müssen Ärzt:innen, Gynäkolog:innen, Pflegefachpersonen, Hebammen etc. darauf vorbereitet sein, lesbische und bisexuelle Frauen (inkl. FSF) unvoreingenommen zu ihrer sexuellen Gesundheit (inkl. reproduktiver Gesundheit) zu beraten, zu begleiten und zu behandeln. Dass dies nicht immer gelingt, zeigen die wenigen verfügbaren Studien u. a. in der Westschweiz.

Körperliche Gesundheit

Bei der körperlichen Gesundheit werden insbesondere gesundheitliche Ungleichheiten innerhalb der LGBT-Population ersichtlich. Trans/non-binäre Personen (‹LGBT Health›) beurteilten ihren eigenen Gesundheitszustand deutlich schlechter als LGB cis Personen und weisen entsprechend deutlich häufiger starke Beschwerden in den letzten vier Wochen vor der Befragung auf. Darüber hinaus waren trans/non-binäre Personen häufiger von Einschränkungen im Alltag durch Gesundheitsprobleme betroffen und litten häufiger an chronischen oder langandauernden Krankheiten. Neben der Stärkung psychischer Gesundheit braucht es – insbesondere bei trans/non-binären Personen – in der Schweiz Maßnahmen zur Verbesserung der körperlichen Gesundheit.

8.4 Literatur

Krüger, P., Pfister, A., Eder, M. & Mikolasek, M. (2023). *Gesundheit von LGBT-Personen in der Schweiz*. Nomos Verlag. https://doi.org/10.5771/9783748938385

Makadon, H. J., Mayer, K. H., Potter, J. & Goldhammer, H. (2015). *The Fenway guide to lesbian, gay, bisexual, and transgender health*. American College of Physicians.

Miller, S. (n. d.). The young are regarded as the most tolerant generation. That's why results of this LGBTQ survey are 'alarming'. *USA Today*. Available from https://www.usatoday.com/story/news/nation/2019/06/24/lgbtq-acceptance-millennials-decline-glaad-survey/1503758001/

NAMI. (2022). *State Legislation Report. Trends in Mental Health Policy (2021–2022).* Springer Publishing Company. National Alliance on Mental Illness (NAMI).

National Alliance on Mental Illness (NAMI). (2024). *LGBTQ+.* Available from https://www.nami.org/Your-Journey/Identity-and-Cultural-Dimensions/LGBTQ/

Weiterführende Literatur

Casanave, S. (2016, November 22). Dealing with double stigma. *The brink.* Available from https://www.bu.edu/articles/2016/dealing-with-double-stigma

National Institute on Drug Abuse. (2024, May). *LGBTQI+ People and Substance Use.* Available from https://nida.nih.gov/research-topics/lgbtqi-people-and-substance-use

Neighmond, P. (2020, May 17). *Home but not safe, some LGBTQ young people face rejection from families in lockdown.* NPR. Available from https://www.npr.org/sections/health-shots/2020/05/17/856090474/home-but-not-safe-some-lgbtq-young-people-face-rejection-from-families-in-lockdo

The Trevor Project. (2024, January 01). *Facts About Suicide Among LGBTQ+ Young People.* Available from https://www.thetrevorproject.org/resources/article/facts-about-lgbtq-youth-suicide/

Veltman, A. & Chaimowitz, G. (2014). Mental health care for people who identify as lesbian, gay, bisexual, transgender, and (or) queer. Canadian Journal of Psychiatry. *Revue canadienne de psychiatrie, 59*(11), 1–8.

Teil III:

LGBTQ Pflegerische Versorgung und Implikationen

9 Selbstwahrnehmung und Voreingenommenheit

Wenn wir außergewöhnlichen Menschen und Situationen begegnen, reagieren wir emotional ganz unterschiedlich. Das Spektrum der Emotionen ist breit und reicht von positiv und erfreut bis zu negativ und schockiert. Pflegefachpersonen und andere Gesundheitsdienstleister:innen nehmen ihre Reaktionen häufig nicht einmal richtig wahr. Um LGBTQ-Personen diversitätssensibel pflegen zu können, müssen wir um unsere bewussten und unbewussten Vorurteile wissen und deren Bedeutung verstehen. Dieses Kapitel soll Pflegefachpersonen helfen, ihre inneren Vorbehalte zu erkennen und ihre Selbstwahrnehmung fördern.

In diesem Kapitel erfahren Sie:

1. wie sich Voreingenommenheit und Vorurteile auf die Beziehungen zwischen Patient:in, Pflegeperson und Gesundheitsdienstleister:innen auswirken können,
2. worin sich bewusste und unbewusste Vorurteile unterscheiden,
3. wie man Vorurteile und Voranahmen erkennt und hinterfragt,
4. wie sich Selbsterkenntnis und inneres Wachstum fördern lassen.

9.1 Was ist ein Vorurteil?

Ein Vorurteil kann als Tendenz oder Neigung definiert werden, eine bestimmte Person, Idee oder Sache anderen vorzuziehen. Vorurteile beruhen oft auf Stereotypen, ohne Kenntnis der Person selbst oder der wahren Umstände. Es gibt zweierlei Vorurteile: bewusste (explizite) und unbewusste (implizite). Wenn wir bestimmten Menschen gegenüber Vorurteile haben, dann oft aufgrund ihrer körperlichen Attribute wie Ethnizität, Geschlecht und Alter, sowie anderer Attribute wie Religion, sexuelle Orientierung und Geschlechtsidentität.

Fast alle Einflüsse in unserm Leben prägen auch unsere Vorurteile. Ihr Grundstein wird oft in der Kindheit und im Familienverbund gelegt. In der heutigen Zeit speisen sich unsere Vorurteile aus einer neuen Quelle, nämlich den Sozialen Medien, und das ist eine besondere Herausforderung.

Folgende Einflussfaktoren begleiten uns lebenslang:

- Religion
- Nationalität
- Bildungsstand
- positive und negative Lebensereignisse
- Freund:innenkreis und Familie
- Kollegen:innenkreis
- Berufstätigkeit.

Unser Gehirn nimmt täglich Tausende, wenn nicht Millionen Informationsbruchstücke auf, kann sie allerdings unmöglich alle gleichzeitig verarbeiten. So kommt es, dass unser Kopf blitzschnell aufgrund von Vorurteilen entscheidet. Diese Reaktionen leiten uns sowohl durch bekannte wie durch unbekannte Situationen und bestimmen, wie wir unsere Mitmenschen behandeln – ob positiv oder negativ.

9.1.1 Vorurteile in der Pflege

Sobald wir einem pflegebedürftigen Menschen begegnen, ordnen wir ihn einer Kategorie zu und stecken ihn in eine Schublade. Diese Voreingenommenheit kann einsetzen, noch bevor wir die Person zum ersten Mal zu Gesicht bekommen, allein durch das, was wir bereits über sie wissen. Während wir mit unseren Patient:innen interagieren, bilden sich unsere Vorurteile heraus, die dann bestimmen, ob wir uns mit dieser Person identifizieren und eine Beziehung zu ihr herstellen können oder ob wir sie als „anders“ oder „fremd“ klassifizieren (*othering*).

In der Pflege können folgende Patient:innenfaktoren Vorurteile auslösen:

- Alter
- Körpergröße
- Geschlecht
- Hautfarbe
- äußere Erscheinung/Kleidung
- Angewohnheiten/Verhalten
- Anamnese.

In diesen Situationen besteht die Herausforderung darin, das Kategorisieren, Bestimmen und Vorhersagen der Identität der Person einzustellen und die Kommunikation offen zu gestalten. Pflegefachpersonen sollen in klinischen Situationen bei jeder Person für jede Möglichkeit offen sein. Um unsere Voreingenommenheit und Vorurteile zu erkennen, die ja oft aus dem Unterbewusstsein kommen, müssen wir ganz bewusst und konstant wachsam sein.

9.1.2 LGBTQ und Vorurteile

Es gibt inzwischen weniger Vorbehalte gegen LGBTQ-Menschen; der gesellschaftliche Wandel hält an und bewirkt, dass sie stärker wahrgenommen und besser akzeptiert werden. Vorurteile können sich unverkennbar in Form herabwürdigender Begriffe und Vorverurteilungen äußern, oder subtil, etwa durch Mikroaggressionen, Desinteresse und Rückzug. Wenngleich Veränderungen in den US-amerikanischen Leitmedien nicht zu übersehen sind, diskriminierende Urteile aufgehoben wurden und seit 2016 gleichgeschlechtliche Ehen erlaubt sind (in Deutschland seit 2017, in Österreich seit 2019 und in der Schweiz seit 2022; Anm. d. Hrsg.), begegnen LGBTQ-Menschen in der Gesundheitsversorgung und im Alltag noch immer Gewalt und Diskriminierung, und zwar in erheblichem Ausmaß.

Vorurteile gegen diese Personengruppe können der Pflegeperson-Patient:innen-Beziehung schaden und die gesundheitlichen Ungleichheiten, denen sie ausgesetzt ist, aufrechterhalten. Sie können sich in der Art und Weise unserer Kommunikation, der Körpersprache und beim Assessment unserer Patient:innen bemerkbar machen. Einer Pflegefachperson mit Vorurteilen, ob bewussten oder unbewussten, entgehen jedoch wichtige Einzelheiten der Gesundheitsgeschichte der Person. Die Vorurteile werden aber auch ihre Interaktionen und klinischen Entscheidungen beeinflussen.

Wie die meisten Leute, so wehren sich auch viele Pflegefachpersonen gegen den Gedanken, sie hätten Vorurteile gegen LGBTQ-Menschen. Manche weisen darauf hin, dass sie mit einigen von ihnen befreundet sind oder dass es in der Familie LGBTQ-Personen gibt, dass sie selbst zur Community gehören oder fragen gar: „Wo ist das Problem? LGBTQ-Menschen haben es inzwischen doch so viel leichter."

Die wissenschaftliche Auswertung der Daten des Sexuality Implicit Assessment Test (IAT) aus dem Jahr 2015 hat allerdings ergeben, dass heterosexuelle medizinische und pflegerische Fachpersonen sowie andere Gesundheitsdienstleister:innen stillschweigend ihresgleichen schwulen und lesbischen Personen vorziehen. Mehr noch: Einer anderen Studie zufolge zogen 38 % der lesbischen und schwulen Personen heterosexuelle Fachpersonen vor. Diese Vorlieben und Vorurteile prägen nicht nur unsere Interaktionen mit pflegebedürftigen Personen und Peers, sie bestimmen zudem, wie wir unser Gesundheitssystem, Formulare, die Pflegebildung und unseren Pflegealltag gestalten.

Vorurteile gegen trans Personen können dazu führen, dass wir sie ablehnen oder uns von ihnen distanzieren. Viele Pflegefachpersonen können sich nicht vorstellen, wie es ist, im „falschen" Körper geboren zu sein und sind daher unfähig, eine Verbindung zu Betroffenen herzustellen. Sie empfinden diese Menschen möglicherweise als völlig fremd, was der therapeutischen Beziehung schadet und das Zustandekommen einer wirksamen Kommunikation verhindert.

9.2 Bewusste vs. unbewusste Vorurteile

Sigmund Freud hat das menschlich Bewusste und Unterbewusste anhand des Eisbergmodels erklärt. Die Spitze des Eisbergs ragt über die Wasseroberfläche und stellt unsere bewussten Gedanken, Gefühle und Erinnerungen dar, die uns leicht zugänglich sind. Auch Vorurteile und Voreingenommenheit gehören zu den bewussten Anteilen. Der Hauptteil des Eisbergs, der das Unbewusste repräsentiert, liegt unterhalb der Wasseroberfläche – unsichtbar und dem Bewusstsein unzugänglich. Dennoch beeinflusst er unsere Entscheidungen, Gefühle und Verhaltensweisen in erheblichem Maß. Bewusste (oder explizite) Vorurteile sind wahrnehmbar, gewollt und beeinflussbar. Wenn Menschen das Gefühl haben, dass ihre bewussten Vorurteile zutreffen, neigen sie zu unfairem oder gewalttätigem Verhalten. Studien haben belegt, dass Menschen ihre bewussten Vorurteile reduzieren, wenn sie Kontakte zu anderen außerhalb ihrer Gruppe haben. Das Handeln aufgrund bewusster Vorurteile ist eine Folge gezielter Denkprozesse. Pflegefachpersonen müssen ihre bewussten Vorurteile erkennen, um sie aktiv regulieren und ihr negatives oder von Vorurteilen geprägtes Denken ablegen zu können.

Unbewusste (oder implizite) Vorurteile sind erworbene Stereotypen, die automatisch, unwillkürlich vorhanden sind und das menschliche Verhalten beeinflussen. Unbewusste Vorurteile sind, wenn sie nicht überprüft werden, potenziell gefährlich. Vorurteile dieser Art haben Auswirkungen auf Anwerbe- und Einstellungspraktiken, auf den Zugang zu Gesundheitsleistungen, ja sogar auf Gerichtsurteile. Bitte nicht vergessen: Unbewusste Vorurteile sind nicht endgültig, sondern formbar.

Fast Facts

Unbewusste (oder implizite) Vorurteile sind unhinterfragte oder intuitive Annahmen über einen Menschen aufgrund seiner Zugehörigkeit zu einer bestimmten Gruppe.

Unbewusste Vorurteile und LGBTQ

Unbewusste Vorurteile gegen LGBTQ-Personen können die Pflegefachperson bewegen, bestimmte Risikofaktoren, etwa unsichere Sexualpraktiken, mit LGBTQ-Subgruppen zu assoziieren, etwa mit schwulen Männern, nicht jedoch mit anderen Subgruppen, wie lesbischen Frauen. Annahmen können vorschnelle, unbegründete Urteile auslösen, die dann ihre Interaktionen und die Kommunikation mit den Patient:innen beinträchtigen (z.B. die Annahme, dass ein schwuler Mann mehrere Partner hat, wenn er tatsächlich in einer monogamen Beziehung lebt).

Weigert sich eine Pflegefachperson, ihre Vorurteile zu hinterfragen oder haben wir es mit einer Person zu tun, die unfähig ist, ihre Haltung gegenüber LGBTQ-Menschen und ihre Interaktionen zu ändern, müssen wir uns an das ethische und moralische Prinzip des Nichtschadens erinnern: In schwierigen Situationen dieser Art müssen Pflegefachpersonen und Anbieter mit sich und dem pflegebedürftigen Menschen ehrlich sein und die Pflege und Versorgung der LGBTQ-Person einer anderen Fachpersonen überlassen, einer, die in der Lage ist, sie respektvoll und mitfühlend zu behandeln.

Fast Facts

Unbewusste Vorurteile sind dem Willen entzogen und können unser Verhalten und unsere Interaktionen beeinflussen. Sie lassen sich durch aktives Reflektieren und Gespräche verändern.

9.3 Vorurteile verstehen und bearbeiten

Wer seine Vorurteile und Voreingenommenheit kennenlernen und sich über die gesellschaftliche Stigmatisierung von LGBTQ-Menschen informieren möchte, kann anhand der **Tabelle 9-1** ein Selbst-Assessment durchführen. Der Test wurde von Peggy Macintosh zur Erforschung des „Weißenprivilegs“ entwickelt. Er kann jedoch angepasst und zur Exploration der Vorurteile gegen viele Minoritätengruppen eingesetzt werden.

Tabelle 9-1: Selbst-Assessment-Test zur Demonstration der Auswirkungen externer Vorurteile (Heterosexuelles Privileg) (The Gault Center, 2024, adaptiert)

Ich bin ein heterosexueller Mensch, deshalb:

- können Monate vergehen und niemand nennt mich heterosexuell.
- werde ich nie gefragt, weshalb ich heterosexuell bin.
- werde ich nie aufgefordert, für alle Heterosexuellen zu sprechen.
- fragt mich niemand, weshalb ich mich entschieden habe, heterosexuell zu sein.
- fragt mich niemand, weshalb ich mich entschieden habe, meine sexuelle Orientierung öffentlich zu machen.
- beschimpft oder beleidigt mich niemand als heterosexuell.
- wenn ich über Heterosexualität spreche (im Spaß oder wenn ich von meinen Beziehungen erzähle), wirft mir niemand vor, anderen meine sexuelle Orientierung aufzudrängen.
- muss ich keine ökonomischen, emotionalen, psychischen oder physischen Folgen fürchten, falls meine Angehörigen oder mein Freundeskreis von meiner Heterosexualität erfahren.
- kann ich sicher sein, dass im Unterrichtsmaterial meiner Schule auch Menschen meiner sexuellen Orientierung vorkommen.
- kann ich unschwer eine religiöse Gemeinde finden, die mich nicht wegen meiner Heterosexualität ausschließt.
- kann ich mich darauf verlassen, eine medizinische oder therapeutische Fachkraft zu finden, die bereit und fähig ist, mit mir über meine Sexualität zu sprechen.
- finde ich garantiert Aufklärungsmaterial über sexuelle Themen für Paare meiner sexuellen Orientierung.
- muss ich mir keine Sorgen machen, wegen meiner sexuellen Orientierung belästigt oder angegriffen zu werden,
- werde ich nicht von meiner sexuellen Orientierung definiert.
- kann ich mit meiner Bezugsperson in der Öffentlichkeit Händchen halten oder sie küssen, ohne dass die Leute zweimal hingucken oder uns anstarren.
- kann ich meine sexuelle Orientierung offenlegen, ohne mir Sorgen um meinen Job machen zu müssen.

9.4 Tipps für den Umgang mit Vorurteilen

Den richtigen Umgang mit Vorurteilen und Voreingenommenheit lernt niemand über Nacht; wir befinden uns vielmehr auf einer nie endenden, lebenslangen Reise. Inneres Wachstum setzt die Bereitschaft voraus, die Grenzen unsere Wohlfühl-Zonen zu überschreiten. Richten wir also den Blick nach innen, um unsere Weltsicht und Überzeugungen zu erkennen. Diese Art der Introspektion kann schwierig sein. Bei manchen löst sie Schuld- und Schamgefühle aus und erschüttert ihr Glaubenssystem. Tröstlich ist jedoch das Wissen, dass wir nicht allein sind auf dieser Reise und Introspektion unsere klinische Praxis und unsere Beziehungen bereichern kann.

1. Selbstwahrnehmung
   a. Der erste Schritt ist das Bemühen, sich selbst besser wahrzunehmen. Welche Vorurteile habe ich und woher kommen sie? Das Internet hält zum Assessment der eigenen Vorurteile viele Instrumente bereit. Pflegefachpersonen, die neugierig sind und sich und ihre Vorurteile besser erkennen wollen, sei der IAT-Test (Impliziter Assoziationstest) empfohlen, der online unter https://implicit.harvard.edu gratis abrufbar ist.
2. Achtsam sprechen
   a. Unsere Worte formen unsere Gedanken und bestimmen, wie wir auf die Welt schauen. Nehmen wir das Wort *queer* – einst eine Beleidigung, wird es heute weltweit zur Beschreibung der Identität vieler Menschen verwendet.
   b. Wie wir eine Frage stellen und wie wir reagieren, kann den Verlauf der gesamten Interaktion vorab bestimmen. Setzen wir bestimmte Dinge einfach voraus (z. B. bei einer verheirateten Patientin, dass sie einen Ehemann hat)?
   c. Vermittelt Ihr Auftreten (Stimme und Körpersprache) eine positive oder eine negative Einstellung?
3. Ermuntern Sie Ihre Peers, Vorurteile anzusprechen und nehmen Sie sich gegenseitig in die Verantwortung (**Kasten 9-1**).
   a. Sie sollen ein Vorbild sein.
   b. Versuchen Sie die Sache zu klären, wenn über LGBTQ-Menschen taktlose Bemerkungen gemacht werden – war jemand absichtlich oder unabsichtlich taktlos? Manchen fehlt es an Wissen und Verständnis, während andere einfach verletzen wollen. Wie auch immer – unsensible Kommentare können bewirken, dass die betroffene Person nicht wertschätzend und respektvoll behandelt wird und die künftige Pflegeperson-Patient:in-Beziehung Schaden nimmt.
   c. Bitte nie vergessen: Ziel ist es, keinen Streit anzufangen und keine Feindseligkeit aufkommen zu lassen. Jeder Mensch mag seine persönlichen Überzeugungen und Grundsätze haben, dennoch gilt, dass Anti-LGBTQ-Bemerkungen und -Witze in einer Gesundheitseinrichtung nicht toleriert werden können. Pflegefachpersonen müssen sich in Wort und Tat für eine Atmosphäre der Würde und des Respekts einsetzen.
4. Pflegefachpersonen sollen Schulungen absolvieren und Lerngelegenheiten wahrnehmen.
   a. Halten Sie nach Gelegenheiten Ausschau, mehr über LGBTQ-Menschen und andere diverse Bevölkerungsgruppen zu erfahren, die Vorurteilen ausgesetzt sein können.

   b. Aufklärung über unbewusste Vorurteile und passende Übungen helfen, Vorurteile und das eigene Selbst zu erkennen.

Fallbeispiel 1

Anthony kommt mit Mpande, seiner schwangeren Ehefrau zur Vorsorge in die Hebammenpraxis. Anthony ist ein trans Mann und befindet sich im Transitionsprozess von einer weiblichen zur männlichen Identität.

Jetzt betritt die Hebamme mit einer Hebammenstudentin den Raum. Sie erblickt Anthony und sagt: „Guten Tag, Sie sind wohl Mpandes Schwester. Freut mich, Sie kennenzulernen!"

Anthony antwortet verärgert: „Nein, ich bin ihr Ehemann."

Die Hebammen erschrickt und murmelt: „Oh, Verzeihung."

Die Schülerin bemerkt, dass sich Anthony und Mpande sichtlich unwohl fühlen, sagt aber nichts.

1. Weshalb sind Anthony und Mpande in dieser Situation verärgert?
   a. Bei dieser Interaktion ist ein Vorurteil im Spiel, nämlich Heteronormativität. Die Hebamme hat angenommen, Anthony sei die Schwester von Mpande, nicht ihr Ehemann. Dieses implizite Vorurteil machte Anthony „unsichtbar" und vermittelt ihm das Gefühl, hier nicht willkommen zu sein. Es ist wichtig, keine Vorannahmen zu haben über die Beziehung zwischen der Person, die zur Behandlung kommt, und ihrer Begleitung.
   b. Die Hebamme hat aufgrund Anthonys Gender-Präsentation gemeint, er sei Mpandes Schwester. Diese Fehleinschätzung war verletzend, weil sich Anthony als Mann identifiziert.
2. Was hätte die Hebamme stattdessen sagen können?
   a. „Guten Tag, schön Sie kennenzulernen. Wie ist Ihr Name und in welcher Beziehung stehen Sie zueinander?
3. Was hätte die Studentin zur Praxisanleiterin bezüglich der Interaktion sagen können?
   a. Gespräche über vorurteilgeleitetes Verhalten können für alle Beteiligten anstrengend sein. Die Hebamme reagiert womöglich defensiv, und dann wird es schwierig. In solchen Situationen muss eine Risikoabwägung stattfinden: Fühlt sich die Studentin sicher, kann sie die Praxisanleiterin an einem geschützten Ort direkt auf das Geschehen ansprechen, ihr sagen, wie sie die Fehleinschätzung hätte vermeiden können und wie sie sich hätte einfühlsamer entschuldigen können.
   b. Die Studentin könnte das Gespräch mit einer Bemerkung einleiten wie: „Ich weiß, dass Sie niemanden verletzen wollten, aber als Sie ... „

Kasten 9-1: Tipps für Gespräche über vorurteilgeleitetes Verhalten

- „Ich-Botschaften" senden, „Du-Botschaften" vermeiden
- zwischen Absicht und Wirkung unterscheiden
- an Empathie appellieren
- sich auf Freundlichkeit, Respekt und die Aufgabe konzentrieren.

Fallbeispiel 2

Becca ist Pflegestudentin und soll im Zuge der Ausbildung von ihrer Praxisanleiterin körperlich untersucht werden. Becca identifiziert sich als pansexuell. Während der Untersuchung lässt die Praxisanleiterin Bemerkungen über Beccas Sexualität fallen und sagt: „So heißt das also heutzutage bei euch jungen Leuten! Ich kann wirklich nicht Schritt halten mit dem ganzen Zeug. Vielleicht bin ich zu alt, aber ich habe den Eindruck, dass alle einfach nur verwirrt sind. Wenn ich mich recht erinnere, hatte ich, als ich jung war, mit all dem nichts zu tun."

1. Inwiefern lässt die Interaktion der Praxisanleiterin auf mangelnde Selbstwahrnehmung und potenzielle Vorurteile schließen?
   a. Die Praxisanleiterin versucht vielleicht, locker und aufgeschlossen zu sein. In dieser Situation vermittelt sie Becca allerdings die Botschaft, dass ihre Sexualität nicht ernst zu nehmen ist.
   b. Becca könnte ihre Worte als Zurückweisung ihrer Identität interpretieren. Das kann ihr Vertrauen in Gesundheitsfachpersonen zutiefst erschüttern und bewirken, dass sie künftig nicht mehr so offen über ihre sexuelle Identität spricht.
2. Was hätte die Praxisanleiterin stattdessen sagen können?
   a. Wer um seine Vorurteile in Bezug auf Sexualität und die verschiedenen Identitäten, die ein Mensch haben kann, weiß, wird eine therapeutische und vertrauensvolle Beziehung herstellen können. In einer klinischen Situation wie dieser sollen Pflegefachpersonen und andere Anbieter von Gesundheitsdienstleistungen einen Augenblick innehalten, bevor sie eine Bemerkung machen über Dinge, die ihnen nicht vertraut sind.
   b. Statt ihre Sexualität abfällig zu kommentieren, könnte sie Becca bitten, mit eigenen Worten zu erklären, was es für sie bedeutet, pansexuell zu sein. Sie könnte sich fortbilden und sich aus seriösen Quellen über die verschiedenen Begriffe informieren, mit denen LGBTQ-Menschen ihre Sexualität beschreiben. Nach einer Begegnung wie der hier geschilderten, sollen die Fachkräfte den Verlauf unbedingt reflektieren und überlegen, welche Rollen

Selbstwahrnehmung und Vorurteile gespielt haben und was sie tun können, damit sie bei künftigen Begegnungen besser reagieren.

(für Informationen zur Versorgung von LGBTQ+-Personen siehe National LGBTQIA+ Health Education Center, 2024).

Fast Facts

Vorurteile gegen LGBTQ-Menschen können offensichtlich (Diskriminierung und Voreingenommenheit) oder subtil (Kommunikation, Körpersprache, klinische Entscheidungen) unsere beruflichen Interaktionen prägen.

9.5 Literatur

National LGBTQIA+ Health Education Center. (2024). *We Are The National LGBTQIA+ Health Education Center*. Available from https://www.lgbtqiahealtheducation.org

The Gault Center. (2024). *Unpacking the Invisible Knapsack II*. Available from https://www.defendyouthrights.org/wp-content/uploads/2013/11/invisible_knapsack2a.pdf

Weiterführende Literatur

Carabez, R., Pellegrini, M., Mankovitz, A., Eliason, M., Ciano, M. & Scott, M. (2015). „Never in all my years...“: Nurses' education about LGBT health. *Journal of Professional Nursing, 31*(4), 323–329. https://doi.org/10.1016/j.profnurs.2015.01.003

Foglia, M.B. & Fredriksen-Goldsen, K.I. (2014). Health disparities among LGBT older adults and the role of nonconscious bias. *Hastings Center Report, 44*(S4), 40–44. https://doi.org/10.1002/hast.369

Makadon, H.J., Mayer, K.H., Potter, J. & Goldhammer, H. (2015). *The Fenway guide to lesbian, gay, bisexual, and transgender health*. American College of Physicians.

McDowell, M.J., Goldhammer, H., Potter, J.E. & Keuroghlian, A.S. (2020). Strategies to mitigate clinician implicit bias against sexual and gender minority patients. *Psychosomatics, 61*(6), 655–661. https://doi.org/10.1016/j.psym.2020.04.021

National LGBTQIA+ Health Education Center. (2024). *We Are The National LGBTQIA+ Health Education Center*. Available from https://www.lgbtqiahealtheducation.org

Sabin, J.A., Riskind, R.G. & Nosek, B.A. (2015). Health care providers' implicit and explicit attitudes toward lesbian women and gay men. *American Journal of Public Health, 105*(9), 1831–1841. https://doi.org/10.2105/AJPH.2015.302631

Singer, R.B. (2015). LGBTQ focused education: Can inclusion be taught?. *International Journal of Childbirth Education, 30*(2), 17–19.

10 Gelingende Kommunikation für die Praxis

Kommunikation ist der Schlüssel zur kulturkompetenten Pflege von Menschen aus der LGBTQ-Community. Pflegefachpersonen sollen die wichtigsten Begriffe kennen und wissen, wie Kommunikation gelingt und eine therapeutische Beziehung entsteht. Dieses Kapitel ist eine Toolbox, ein Werkzeugkoffer, gefüllt mit Kommunikationstechniken, die Pflegefachpersonen helfen, mitfühlend zu kommunizieren.

In diesem Kapitel erfahren Sie:

1. weshalb es so wichtig ist, affirmierend und unterstützend zu kommunizieren,
2. wie mitfühlende Beziehungen zu LGBTQ-Personen entstehen,
3. welche Techniken und Erkenntnisse eine Kommunikationstoolbox enthalten soll.

10.1 Affirmierend und unterstützend kommunizieren

Für Pflegefachpersonen und Gesundheitsdienstleister:innen ist nicht immer sofort erkennbar, dass sich eine Person als LGBTQ identifiziert. Wenn sie Vermutungen über die Identitäten ihrer Patient:innen anstellen, kann dies negative Auswirkungen auf die Beziehung zur betreffenden Person haben. Eine gute Kommunikation zwischen medizinischen und pflegerischen Fachkräften und der Person mit Behandlungs- oder Pflegebedarf verbessert nachweislich deren Mitwirkungsbereitschaft, Zufriedenheit und generelle Bereitschaft, sich an Behandlungspläne zu halten. Die richtige Wortwahl hilft, Vertrauen aufzubauen und die Person zuversichtlich zu stimmen. Wer die falschen Worte wählt oder einer wirksamen Kommunikation ausweicht, baut unnötige Hindernisse auf und schneidet den Kommunikationsfluss ab – zuweilen mit weitreichenden Folgen, selbst für Bereiche außerhalb der Gesundheitsversorgung.

Fast Facts

Gesundheit und Wohlergehen von LGBTQ-Menschen sind wesentlich von der Kommunikation abhängig. Ein neutraler, nicht-wertender und offener Gesprächsstil ermuntert sie, sich frei zu äußern.

10.2 Die Grundausstattung einer Kommunikationstoolbox

Folgende Techniken und Erkenntnisse sollte eine Kommunikationstoolbox enthalten:

- Akzeptieren Sie jeden Menschen als Individuum mit einer einzigartigen Identität.
  - Keine Vermutungen über die Geschlechtsidentität, Sexualität und den Beziehungsstatus der Person hegen.
  - Vertraulichkeit zusichern.
- Verwenden Sie die gleichen Worte wie die Person selbst.
  - Verwendet sie das Wort „schwul“, soll sie nicht als „homosexuell“ bezeichnet werden.
  - Vielleicht fühlt man sich anfangs dabei unbehaglich – das ist völlig okay!
- Bleiben Sie bei Ihrer neutralen, nicht-wertenden Haltung.
  - Keine Überraschung oder Missbilligung zeigen.
  - Mimik und Körpersprache kontrollieren.
- Vermeiden Sie Formulierungen, die von der Annahme ausgehen, dass die Person einen Partner oder eine Partnerin oder Eltern beiderlei Geschlechts hat. Das ist wichtig, weil sie möglicherweise fürchtet, abgelehnt zu werden, wenn sie nicht die erwartete Antwort gibt.
  - Statt zu fragen: „Wie heißt Ihre Mutter und wie heißt Ihr Vater?“, besser fragen: „Wie heißen Ihre Eltern?“
  - Statt zu fragen: „Haben Sie einen Ehemann oder einen Freund?“, besser fragen: „Leben Sie in einer Beziehung?“
- Verwenden Sie die richtigen Personalpronomen und den gewünschten Namen, wenn Sie von der Person sprechen.
  - Man kann vom Namen eines Menschen, seinem Aussehen oder seiner Stimme nicht auf die Geschlechtsidentität schließen.
  - Sich beim Aufnahmegespräch und beim Assessment nach dem gewünschten Personalpronomen erkundigen.
    - „Ich möchte respektvoll sein. Wie möchten Sie angesprochen werden?“

    - „Welche Namen/Pronomen soll ich/sollen wir verwenden?“
    - Wenn angemessen, bei der Vorstellung die eigenen Pronomen nennen und/oder auf dem Namensschild angeben.
  - Wenn Sie die Person zum ersten Mal ansprechen, kein geschlechtsspezifisches Wort verwenden – einfach sagen: „Kann ich Ihnen helfen?“ und nicht: „Kann ich Ihnen helfen, Herr ...?“
- Bitte keine unnötigen Fragen stellen.
  - Überlegen Sie: „Ist diese Frage für die Pflege dieser Person wirklich nötig oder bin ich nur neugierig?“
- Seien Sie nett zu sich selbst.
  - Es ist in Ordnung, Fehler zu machen. Entschuldigen Sie sich und lernen Sie aus Fehlern.
- Sie müssen kein Expert:innenwissen haben.
  - Ehrlich und offen sein.
  - Wenn Sie unsicher sind, informieren Sie sich.
  - Niemand kann es zu wahrer Expertise bringen, weil Kultur und Gesellschaft veränderlich sind und der Wandel nie endet.
- Sie müssen es nicht allein schaffen.
  - Erzählen Sie anderen von Ihren Schwierigkeiten und feiern Sie Erfolge.
- Bitte nicht vergessen: An Ihrem Verhalten und Ihren Interaktionen nehmen sich andere ein Beispiel. Interagieren und führen Sie stets offen und ehrlich.

Fast Facts

Es ist fast unmöglich, vom Aussehen oder von der Stimme eines Menschen auf dessen Geschlecht oder sexuelle Identität zu schließen.

Fallbeispiel: John

In einer Ambulanz hilft die Pflegefachperson dem jugendlichen John beim Ausfüllen des Anmeldeformulars. Als sie das Formular in die Krankenakte legt, stellt sie fest, dass John die Namen seiner Eltern nicht eingetragen hat. Sie sagt zu ihm: „Wie heißt dein Vater und wie heißt deine Mutter? Diese Angaben fehlen.“

John wendet den Blick ab und sagt leise: „Ich habe zwei Papas. Sie heißen Luke und Dennis.“

Darauf die Pflegefachperson spontan: „Oh! Hast du keine Mutter?“

John errötet. Die Frage ist ihm offensichtlich äußerst peinlich.

Zur Diskussion:

In diesem Szenario hat die Pflegefachperson angenommen, John habe Eltern beiderlei Geschlechts. Das passiert John wahrscheinlich häufig, und vermutlich hat man ihn deshalb auch oft anders behandelt. Er schämt sich seiner Eltern nicht, versucht jedoch, unangenehme Situationen möglichst zu vermeiden und nicht mit Leuten darüber zu sprechen, die kein Verständnis für seine Familienverhältnisse haben. Die Pflegefachperson hätte sich der oben genannten Kommunikationstechniken bedienen und eine offene Atmosphäre herstellen können, ein Umfeld, in dem sich John willkommen fühlt. Statt geschlechtsspezifisch nach Mutter und Vater zu fragen, hätte sie John bitten können, mehr über seine Eltern zu erzählen. Die Sache mag harmlos wirken, dennoch können Annahmen, Mutmaßungen und Vorurteile, die Beziehung zur Pflegefachperson belasten.

Fallbeispiel Carl

Carl Jones, ein trans Mann, wird für eine Chemotherapie ins Krankenhaus aufgenommen; seine Frau begleitet ihn. Da Carl den Transitionsprozess noch nicht abgeschlossen hat und die formal-juristische Namensänderung noch nicht vollzogen ist, steht in allen seinen Krankenakten noch sein früherer Name Carla.

Die Pflegefachperson betritt Carls Zimmer, um die Aufnahmeformalitäten abzuschließen. Sie wendet sich an Carls Frau und bittet Carla, ihren Namen und das Geburtsdatum zu bestätigen.

Carls Frau weist darauf hin, dass nicht sie die Patientin ist, vielmehr Carl, der da drüben sitzt.

Die Pflegefachperson entschuldigt sich für den Fehler und wendet sich an Carl. Sie lässt sich von Carl den Namen Carla Jones bestätigen und versichert ihm, dass sie seinen gewählten Namen ins Dokumentationssystem eintragen wird. Sie macht ihn zudem darauf aufmerksam, dass das Personal – ungeachtet des veränderten Eintrags – manchmal aus Sicherheitsgründen den Namen Carla verwenden wird, weil er so in seinen Dokumenten steht.

Carl dankt der Pflegefachperson für die Information und sagt, er sei froh, dass sie sich Zeit genommen hat, ihm die Sache mit dem Namen zu erklären.

Zur Diskussion:

In dieser Situation hat die Pflegefachperson ihren Fehler bei der Identifikation des Patienten sofort zugegeben. Sie hat ihn einbezogen, indem sie ihn nach seinem gewählten Namen gefragt und zugesichert hat, das Gesundheitsteam über die Namensänderung zu informieren und die Krankenakte mit einem entsprechenden Hinweis zu versehen. Sie hat ihm die Sicherheitsmaßnahmen des Hauses erklärt und begründet, weshalb das Team gelegentlich seinen früheren Namen verwenden wird. Carl fühlt sich dank der Aufklärung ernstgenommen und weiß nun, worauf er sich einstellen muss. Das Pflegepersonal wird sich respektvoll verhalten und Carl mit seinem gewählten Namen ansprechen, manchmal aus Gründen der Sicherheit jedoch mit seinem früheren Namen, etwa bei der Medikamentengabe und zur Identifikation seiner Person.

Fast Facts

Wirksame Kommunikation ist ein entscheidender Schritt auf dem Weg zur Eliminierung gesundheitlicher Ungleichheiten, denen LGBTQ-Menschen ausgesetzt sind.

Die Kommunikation mit LGBTQ-Menschen erfordert Verständnis für diese Population insgesamt, darüber hinaus aber auch Verständnis für die Individualität und Einzigartigkeit einer jeden Person. Wer die hier genannten Kommunikationstechniken beherrscht, ist gut gerüstet und kann nicht nur mit LGBTQ-Menschen erfolgreich kommunizieren, sondern generell mit allen. Tut eine Pflegefachperson diese Schritte, sorgt sie dafür, dass alle Menschen so wertschätzend und respektvoll behandelt werden, wie es ihnen zusteht.

10.3 Weiterführende Literatur

Levitt, N., Klingenstein, K. & Reiss, E. (2020, March 24). *Enhancing Clinical Skills in Caring for LGBTQ+ Clients in a Hospital Setting.* HSS. Available from https://www.hss.edu/conditions_enhancing-clinical-skills-LGBTQ-care-hospital-setting.asp

Makadon, H. J., Mayer, K. H., Potter, J. & Goldhammer, H. (2015). *The Fenway guide to lesbian, gay, bisexual, and transgender health.* American College of Physicians.

11
Anamnese und körperliche Untersuchung

Eine LGBTQ-inkludierende Anamnese und kulturkompetente körperliche Untersuchung bilden die Grundlage der pflegerischen und medizinischen Versorgung. Ziel dieses Kapitels ist es, Pflegefachpersonen anzuleiten, die Qualität ihrer Interaktionen mit LGBTQ-Menschen zu verbessern. Anamnese und körperliche Untersuchung sind entscheidende Momente und für die Pflegende-Patient:innen-Beziehung von zentraler Bedeutung. Viele Pflegefachpersonen haben dabei Vorannahmen über die Sexualität und Geschlechtsidentität der Person, und die meisten Leitfäden sind ohne einen Gedanken an LGBTQ-Menschen entwickelt worden. In diesem Kapitel wird erklärt, wie sich Gesundheitsassessment und körperliche Untersuchung kulturkompetent gestalten lassen.

In diesem Kapitel erfahren Sie:

1. wie sich die Qualität der Interaktionen mit LGBTQ-Menschen verbessern lässt,
2. wie es gelingt, eine vertrauensvolle Beziehung herzustellen und zu erhalten,
3. wie die körperliche Untersuchung respektvoll und würdewahrend durchgeführt wird.

Pflegefachpersonen und Gesundheitsdienstleister:innen bedienen sich zur Sammlung und Interpretation von Patient:innendaten verschiedener Methoden. Dazu können u.a. Aufnahmeformulare oder Anmeldebögen, eine elektronische Datenerfassungen oder Vordrucke für Interviews, körperliche Assessments und Laborwerte gehören. Die Pflegefachperson kann anhand der Datensammlung die Gesundheitsbedürfnisse der Person ermitteln und erkennen, was sie in diesem Setting für ihre optimale Pflege tun kann.

Es sind jedoch leider viele Formulare und Vordrucke im Umlauf, die LGBTQ-Menschen und ihre Bedürfnisse ignorieren, was die Pflegefachperson zu Annahmen, Mutmaßungen und Vorurteilen verleitet. Dieses Kapitel vermittelt das für eine kulturkompetente und kultursensible Anamnese und körperliche Untersuchung erforderliche Grundwissen und sensibilisiert für die Feinheiten der pflegerischen Versorgung dieser Population.

Bitte nicht vergessen: LGBTQ-Menschen haben zwar einige spezielle Bedürfnisse, dennoch gilt, dass sie sich in vielerlei Hinsicht nicht von allen anderen Patient:innen unterscheiden. Viele leben genau wie die übrige Bevölkerung und haben auch die gleichen Gesundheitsprobleme. Die Informationen in diesem Kapitel sollen Pflegefachpersonen die Anbahnung einer mitfühlenden und vertrauensvollen Beziehung zu LGBTQ-Menschen erleichtern.

11.1 Anmeldeunterlagen

Bei der Anmeldung bekommen Patient:innen einen ersten Eindruck von der jeweiligen Gesundheitseinrichtung. Für LGBTQ-Menschen können die Anmeldunterlagen ein Hinweis auf die Atmosphäre des Hauses sein und ihnen vermitteln, ob ihre persönlichen Angaben und Identitäten hier wichtig genommen und geschätzt werden oder nicht.

- Die Frage nach dem „Familienstand" soll durch „Beziehungsstatus" und/oder eine Formulierung ersetzt werden, der zu entnehmen ist, dass gleichgeschlechtliche Beziehungen legitim sind und geschätzt werden.
- Bitte immer möglichst inklusiv sprechen und/oder einen geschlechtsneutralen Begriff verwenden wie „Bezugsperson".
- Die Antworten auf Fragen möglichst offenlassen.
  - Bei der Frage nach dem Geschlecht Platz lassen für einen weiteren Eintrag für Menschen, die das Gefühl haben, dass die vorgegebenen Möglichkeiten nicht zu ihnen passen.
- In allen Anmeldeformularen soll nach der sexuellen Orientierung und Geschlechtsidentität gefragt werden.
  - Das normalisiert die Sammlung dieser Daten.
  - Die Frage zeigt LGBTQ-Personen, dass ihre Daten für Pflegefachpersonen und Gesundheitsdienstleister:innen wichtig sind.
  - Die Frage ermöglicht es Gesundheitsorganisationen, Daten über die LGBTQ-Population zu sammeln, um sie dann besser versorgen zu können.
  - Die meisten Menschen vertrauen ihre Identität lieber einem Formular an und antworten ungern, wenn sie von einer Pflegefachperson spontan danach gefragt werden.

- Bei der Anmeldung und beim Aufnahmegespräch ist jede Person darüber zu informieren, dass alle Angaben vertraulich behandelt werden und der Schweigepflicht unterliegen.

11.2 Persönliche Befragung

Die persönliche Befragung soll in einer Atmosphäre der Aufgeschlossenheit und Neutralität stattfinden. Informationen über die sexuelle Orientierung, Geschlechtsidentität und Sexualpraktiken sind von großer Bedeutung. Je nach Situation und Kontext kann es angemessen sein, die Person zu fragen, welche Erfahrungen sie bislang mit Gesundheitsfachkräften gemacht hat. So erfährt die Pflegefachperson, was die LGBTQ-Person erlebt hat und erkennt, was sie tun kann, um ihr Vertrauen ins Gesundheitssystem wiederherzustellen.

- Stellen Sie keine Vermutungen an über Bildung, Sprechweise, Kommunikationsfähigkeit und Auskunftsbereitschaft der Person.
- Gehen Sie nicht davon aus, dass das LGBTQ-Sein immer schwierig ist. Viele Betroffene sind gut angepasst und müssen mit den gleichen Belastungen zurechtkommen wie heterosexuelle und cis-gender Menschen.
- Vergessen Sie nicht, dass Vorannahmen/Mutmaßungen und Fehler unvermeidlich sind. Dann ist es ratsam, sich sofort zu entschuldigen und den Fehler zuzugeben.
- Achten Sie darauf, wie die Person ihr Geschlecht und ihre Sexualität beschreibt und dann:
  - denken Sie nach und übernehmen Sie deren Sprechweise.
  - Manche LGBTQ-Menschen bezeichnen sich selbst als queer, während andere das Wort als Beleidigung empfinden.
- Achten Sie auf Ihre Körpersprache und Mimik.
- Stellen Sie offene Fragen.

11.3 Anamnese

Die persönliche Krankengeschichte und die Familienanamnese können wertvolle Informationen über den früheren und aktuellen Gesundheitszustand der Person liefern. Von allen Patient:innen, ob LGBTQ oder nicht, sollen folgende Informationen gesammelt werden:

- Geschichte der aktuellen Erkrankung

- Zustand der Körpersysteme
- medizinische Anamnese
- Medikation und Allergien
- Familienanamnese.

Wie bereits in vorangegangenen Kapiteln festgestellt, haben LGBTQ-Menschen ein erhöhtes Risiko für spezifische medizinische und verhaltensbezogene Gesundheitsprobleme. Fachleute gehen davon aus, dass die meisten gesundheitlichen Ungleichheiten die Folgen ausgeprägter gesellschaftlicher Stigmatisierung und Diskriminierung sind.

Fast Facts

Die LGBTQ-Anamnese muss Fragen zur sexuellen Orientierung und Geschlechtsidentität enthalten. Diese Angaben sind wichtig, weil sie Bewusstsein und Akzeptanz signalisieren sowie Fehldiagnosen und eine unangemessene Pflege und Behandlung verhindern.

LGBTQ – Hinweise zur Anamnese

- Von allen Personen soll der Impfstatus ermittelt und gegebenenfalls den Empfehlungen der Ständigen Impfkommission entsprechend aktualisiert werden.
  - Eine der wichtigsten Impfungen ist die HPV-Impfung für alle Jugendlichen bis zu 26 Jahren.
- Impfung gegen Hepatitis A und B für alle Personen mit hochriskanten Sexualpraktiken und solche, die sich Drogen injizieren.
- Körperbild
  - Körperbild und Körpergewicht sind Themen, die LGBTQ-Menschen unterschiedlich betreffen können.
    - Manche schwule/bisexuelle Männer haben Probleme mit ihrem Körperbild und sind in Gefahr, eine Essstörung zu entwickeln, exzessiv Sport zu treiben oder Substanzen zu konsumieren, um maskuliner und muskulöser zu erschienen als heterosexuelle Männer.
    - Viele lesbische Frauen verweigern sich den traditionellen kulturellen Schönheits- und Schlankheitsnormen und neigen zu Übergewicht. Deshalb soll dieses Thema einfühlsam und vorsichtig angesprochen werden.
    - Das ist auch eine gute Gelegenheit zu ermitteln, wie eine trans Personen ihren Körper sieht und das Gespräch auf die medizinische Transition zu bringen.

- Spiritualität
  - Für viele LGBTQ-Menschen sind spirituelle Praktiken eine Quelle von Stärke und Zuversicht. Einige traditionelle Organisationen haben sie früher abgewiesen, inzwischen sind sie vielen sehr willkommen. Die Pflegefachperson kann ihnen also Einrichtungen und Organisationen nennen, die sie stützen und auf ihrem Weg begleiten.
- Familie und Beziehungen
  - Beziehungen können soziale Unterstützung bieten, eine Bürde sein oder beides.
  - LGBTQ-Menschen sind hochgradig gefährdet, sich ihren biologischen Familien zu entfremden.
  - Diese Zurückweisung kann ihre psychische Gesundheit schwer belasten.
  - LGBTQ-Jugendliche haben ein erhöhtes Suizidrisiko und mehr psychische Probleme als heterosexuelle Jugendliche, weil sie gefährdet sind, vom Freundeskreis und der Familie abgelehnt zu werden.
    - Studien belegen, dass rund 40 % der wohnungslosen Jugendlichen zur LGBTQ-Community gehören und davon bis zu 60 % suizidgefährdet sind.
  - Wichtig: Viele LGBTQ- Menschen haben „Wahlfamilien".
  - Das sind unterstützende Netzwerke, die wie eine Familie funktionieren, wobei die Mitglieder weder blutsverwandt noch verheiratet sind.
- Patient:innenverfügung/Betreuungsverfügung
  - LGBTQ-Menschen übertragen bestimmte Betreuungsrechte eher einer befreundeten Person oder der Bezugsperson, mit der sie unverheiratet zusammenleben.
  - Bitte sicherstellen, dass das Dokument den offiziellen Vorgaben entsprechend abgefasst ist, damit Rechtssicherheit besteht, wenn die Patient:innenverfügung tatsächlich gebraucht wird.
- Psychische Gesundheit
  - LGBTQ-Personen weisen höhere Raten an Depressionen, Angsterkrankungen und selbstverletzendem Verhalten auf als andere Bevölkerungsgruppen.
  - Das Assessment der psychischen Gesundheit gelingt der Pflegefachperson nur, wenn sie das Vertrauen der Person gewonnen hat, weil sie andernfalls manche Teile ihres Selbst verschweigt und/oder verschweigt, dass sie von sozialen Unterstützungssystemen abgeschnitten ist.
  - Die Pflegefachperson soll wissen, welche Fachleute in der Region LGBTQ-freundlich sind und bei psychischen Problemen konsultiert werden können.

- Substanzkonsum
  - LGBTQ-Personen sind anfälliger für Alkohol- und Drogenkonsum, haben höhere Raten von Substanzkonsumstörungen als die übrige Bevölkerung, und viele trinken noch bis ins höhere Lebensalter exzessiv Alkohol.
  - Das Assessment soll gründlich und rücksichtsvoll sein.
    - Es kann bei Betroffenen Schamgefühle auslösen oder zu Problemverleugnung führen.
  - Die Pflegefachperson soll das Thema offen ansprechen und die Person um Mithilfe bitten.
  - Verhaltensänderung ist ein Prozess, der regelmäßig und oft über Jahre hinweg begleitet werden muss.
    - Häufige Kontakte vereinbaren, um die Person zu ermuntern, die Tabakabstinenz aufrechtzuerhalten sowie den Konsum von Alkohol und anderer Drogen zu senken.
- Sicherheit und soziale Themen
  - Für LGBTQ-Menschen können diese Themen extrem komplex sein; das hängt ganz davon ab, ob sie ihre Identität akzeptieren und welche Erfahrungen sie mit Minderheitenstress gemacht haben.
    - Das soziale Eingebundensein und der Grad der Akzeptanz ihrer Identität korreliert oft mit dem Gesundheitszustand der Person. Untersuchungen belegen: Je umfassender das Outing einer Person, desto geringer die Gefahr riskanter Sexualpraktiken und desto besser ihre psychische Gesundheit.
    - Durch vorsichtiges Nachfragen können die Auswirkungen von sozialem Stress auf die Gesundheit ermittelt werden.
- Sexualanamnese
  - Eine gründliche Sexualanamnese signalisiert der Person, dass zur Gesundheit auch sexuelle Gesundheit gehört. Sie bahnt ein Gespräch über sexuelle Probleme an und ermuntert zu Fragen.
  - Die Körpersprache der Pflegefachperson, die Formulierung der Fragen, wie die Fragen eingeleitet und von der Person aufgenommen werden, all das beeinflusst das Assessment.
  - Am besten beginnt man mit der Aussage, dass diese Fragen allen Patient:innen gestellt werden und wichtig sind, um den allgemeinen Gesundheitszustand zu ermitteln.
  - Bitte nicht von Heterosexualität ausgehen.
  - Nicht annehmen, dass ein Mensch, der sich als lesbisch oder schwul identifiziert, deshalb keine Sexualkontakte mit dem anderen Geschlecht hat (hatte oder künftig haben wird).

  - Das Gespräch auch zur sexuellen Bildung und für Hinweise zur Risikominimierung nutzen.
- Transgender-spezifische Fragen:
  - Mit welchem Namen und welchen Pronomen möchten Sie angesprochen werden?
  - Welches Geschlecht wurde Ihnen bei der Geburt zugewiesen?
  - Wie würden Sie Ihre Geschlechtsidentität beschreiben?
  - Hat sich Ihre äußere Erscheinung oder Ihr Körper irgendwie verändert?
  - Haben Sie Medikamente oder Hormone eingesetzt, um Ihre Gender-Präsentation zu verändern?
  - Haben Sie körperliche, sexuelle oder emotionale Gewalt erlebt?
  - Denken Sie an einen chirurgischen Eingriff oder wünschen Sie sich einen?

Fast Facts

LGBTQ-spezifische Themen, die beim Assessment zur Sprache kommen sollen, sind psychische Gesundheit, Vorsorgeuntersuchungen, Körperbild, sexuelle Gesundheit und sozialen Unterstützung.

11.4 Körperliche Untersuchung

Die körperliche Untersuchung von LGBTQ-Personen erfordert besondere Sensibilität. Die Untersuchung von Körperteilen wie Brüste, Genitalien und Anus kann einschüchternd sein und besonders belastend für Menschen, die unter Körperscham leiden. Ihre Scham kann auf Probleme mit dem Körperbild zurückzuführen sein, etwa bei übergewichtigen Menschen, oder auf Geschlechtsdysphorie, ausgelöst durch Körperteile, die nicht zur Geschlechtsidentität der Person passen.

Überlegungen und Empfehlungen für eine gründliche körperliche Untersuchung:

- Die Pflegefachperson soll die Person über Sinn und Zweck der körperlichen Untersuchung aufklären. Weshalb ist sie erforderlich? Sie soll ihr sagen, dass die Untersuchung hilft, ihren Körper besser zu verstehen, Anomalien aufzudecken und dem Erhalt ihres Wohlbefindens dient.
- Sie soll die Person fragen, wie sie ihre Körperteile bezeichnet – Brust, Brustkorb, Brüste – und dann diese Bezeichnungen übernehmen.
- Sie soll die Person fragen, was ihr helfen könnte, sich bei der Untersuchung wohler zu fühlen.
  - Soll die Untersuchung einer anderen Fachkraft überlassen werden (d.h. einer Person mit anderem Geschlecht)?

  - Soll eine Begleitperson anwesend sein?
  - Bitte bei der Untersuchung keine Begriffe verwenden, die sexuell konnotiert sind oder mit Gewalt assoziiert werden können.
  - Umschreibungen anbieten.
- Sie soll der Person versichern, dass sie die Untersuchung jederzeit abbrechen kann und
- immer um Erlaubnis zur Fortsetzung der Untersuchung bitten.
- Die Rolle jeder weiteren bei der Untersuchung anwesenden Person erklären.
  - Ist eine Assistenzkraft im Raum, erklären, weshalb deren Hilfe gebraucht wird und der zu untersuchenden Person die Möglichkeit geben, das Geschlecht der Assistenzkraft zu wählen.
- Der Person vor jedem Untersuchungsschritt mitteilen, was nun folgt. „Ich werde jetzt das Stethoskop auf Ihre Brust setzen und Herz und Lungen abhören."
- Besonnen und mit beruhigender Stimme sprechen.

11.5 Überlegungen zur körperlichen Untersuchung von trans Menschen

Eine erfolgreiche körperliche Untersuchung ist nur möglich, wenn die untersuchende Fachkraft ein partnerschaftliches Verhältnis zur trans Person aufgebaut hat. Während die körperliche Untersuchung für die Pflegekraft bald zur Routine wird, kann sie die untersuchte Person beunruhigen und verunsichern. Das trifft v.a. auf Menschen aus dem Transgender-Spektrum zu, wie aus den wichtigsten in **Tabelle 11-1** aufgeführten Punkten hervorgeht. Diese Patient:innen sollen zwar ihrer derzeitigen Anatomie entsprechend untersucht und behandelt werden, aber auch verstehen, dass die Anatomie, mit der sie geboren wurden, für ihr Gesundheitsassessment relevant ist. Die Pflegefachperson muss berücksichtigen, dass bestimmte körperliche Untersuchungen für Menschen, deren Geschlechtsidentität nicht zu ihren anatomischen Gegebenheiten passt, sehr belastend sein können. Eine kulturkompetente Pflegefachperson kann anhand der oben genannten Tipps sicherstellen, dass das Assessment der Person würdewahrend und respektvoll erfolgt.

Fast Facts

Die körperliche Untersuchung von trans Menschen ist besonders anspruchsvoll und verlangt von der Pflegefachperson spezifische Überlegungen. Sie erfordert Taktgefühl gepaart mit Gründlichkeit.

Tabelle 11-1: Trans Menschen körperlich untersuchen – die wichtigsten Punkte EMRA Transgender Care Guide. Emergency Medicine Residents' Association, mit freundlicher Genehmigung (Traister, 2022, S. 104)

trans Frau	Tucking (Penis und Hoden verstecken) Untersuchung des Urogenitaltrakts Prostatauntersuchung	Auf Harnreflux/Harnwegsinfektionen achten. (Nebenhoden-Hodenentzündung, Prostatitis, Zystitis) • Bei Personen nach einer vagino-plastischen Operation ein Anoskop verwenden. • Hier besonders wichtig: Jeden einzelnen Schritt erklären, vor allem bei Personen, die nicht operiert worden sind. Nicht vergessen: Die Person kann eine Prostatauntersuchung benötigen.
trans Mann	Binding (Brüste abbinden) Untersuchung des Urogenitaltrakts Schwangerschaftstest	Auf Rippenfrakturen, Atelektasen, Pneumonie achten. Das kleinste Spekulum und ausreichend Gleitmittel verwenden. Nicht vergessen: Die Person kann einen Schwangerschaftstest benötigen.

Anamnese und körperliche Untersuchung sind die Basis, auf der die Pflegeplanung aufbaut. Um LGBTQ-Menschen kulturkompetent versorgen zu können, muss die Pflegefachperson spezifische Dinge wissen und beachten. Die Informationen in diesem Kapitel können eine Leitschnur sein. Gelingt es, bei der Anamnese und körperlichen Untersuchung partnerschaftlich zusammenzuarbeiten, entsteht ein Vertrauensverhältnis, eine Atmosphäre, in der sich die Person sicher und respektiert fühlen kann – für manche eine ganz neue Erfahrung.

Fallbeispiel: Eine intergeschlechtliche Person

Toby (36 J.) kommt zur Planung ihrer pflegerischen Betreuung ins Familiengesundheitszentrum. Die Fragen auf dem Aufnahmeformular beantwortet Toby folgendermaßen:

a. Sexuelle Orientierung: möchte ich nicht angeben
b. Geschlechtsidentität: neutral, non-binär
c. Zugewiesenes Geschlecht bei der Geburt: weiblich, neutral

Die Fragen nach früheren Erkrankungen und Operationen beantwortet Toby so: Operationen in der Kindheit, Datum der letzten gynäkologischen Untersuchung unbekannt, Hormontherapie in der Vergangenheit.

Welche weiteren Informationen braucht die für Toby zuständige Pflegefachperson?

- Sie beginnt das Gespräch am besten mit der Frage zu den gewünschten Personalpronomen. Die soll zwar allen Patient:innen gestellt werden, hat in dem Fall jedoch besondere Relevanz, weil sich Toby als non-binär identifiziert. Das bevorzugte Pronomen zu kennen ist ein wichtiger Schritt hin zu einer vertrauensvollen therapeutischen Pflegekraft-Patient-Beziehung.
- Sie soll Toby zudem bitten, das Zuweisungsgeschlecht anzugeben.

Toby möchte mit weiblichen Pronomen angesprochen werden. Sie erklärt, dass sie bei der Geburt intergeschlechtlich war, als Kleinkind jedoch durch verschiedene Eingriffe feminisiert wurde. Sie sei als Kind und Jugendliche mit Östrogenen behandelt worden, habe die Hormonbehandlung jedoch mit Anfang 20 eingestellt, weil sie am Sinn der Fortsetzung zweifelte.

Welche weiteren Fragen sollen Pflegefachperson und Gesundheitsdienstleister:innen jetzt stellen?

- Aktueller Gesundheitszustand – sich nach ihren persönlichen Gesundheitszielen und ihrer Lebenszufriedenheit erkundigen
- Familienanamnese
- Wohlbefinden und Körperbild
  - körperliche Aktivität und Ernährung
  - Wie fühlen Sie sich in Ihrem Körper?
  - Möchten Sie etwas daran ändern?
- Familie und Beziehungen
  - Wen betrachten Sie als Ihre Familie?
  - Wer zählt zu Ihrem Freundes- und Bekanntenkreis?
- Gesundheitsverhalten
- Substanzkonsum
  - Nach Art der Substanz und Häufigkeit des Konsums fragen und sich erkundigen, in welchen Situationen der Substanzkonsum erfolgt. Greifen Sie zur Substanz, wenn Sie allein sind oder nur in Gesellschaft?
- Sicherheit und soziale Stressoren
  - Mit dem Wissen um Tobys Intergeschlechtlichkeit und Non-Binarität ist die Frage nach erlebtem Minderheitenstress angebracht.
    - Wissen Ihr Freundes-, Familien- und Kollegenkreis von Ihrer Geschlechtsidentität und fühlen Sie sich wohl damit?
    - Sind Sie jemals bedroht worden?
    - Verheimlichen Sie Ihre Identität?

- Sexualanamnese
  - Die Pflegefachperson soll nicht von Heterosexualität ausgehen,
  - beim Sprechen neutrale Formulierungen verwenden,
  - unvoreingenommen sein,
  - sich nach Tobys Art der Sexualität, ihren Schutzmaßnahmen, Sorgen und Bedenken erkundigen,
  - Vertraulichkeit zusichern und auf die Schweigepflicht hinweisen.

Die Pflegefachperson informiert Toby am Ende des Aufnahmegesprächs über die nächsten Schritte: Die Ärztin wird ein Assessment vornehmen, die Angaben verifizieren und eine körperliche Untersuchung durchführen. Als sie im Laufe des Gesprächs merkt, dass Toby beunruhigt ist, fragt sie sie, ob etwas nicht stimmt. Daraufhin erklärt Toby, sie fühle sich manchmal wie ein Ausstellungsstück, wenn die Leute von ihrer angeborenen Intergeschlechtlichkeit erfahren, und werde dann unnötig körperlich untersucht. Sie fragt, ob die Untersuchung wirklich notwendig sei und ob die Ärztin nicht einfach nur mit ihr sprechen könnte.

Welche Schritte sind nun angezeigt, um Toby kulturkompetent zu versorgen und ihr die Bedenken zu nehmen?

- Die Pflegefachperson soll nachfragen und Tobys Erfahrungen mit der körperlichen Untersuchung validieren.
- Sie soll Toby über die Gründe der Untersuchung informieren und ihr sagen, woraus die Untersuchung genau besteht, falls sie ihre Einwilligung erteilt. Da es sich jedoch um einen Erstkontakt handelt und die Untersuchung vielleicht nicht zwingend geboten ist, soll Toby eventuell retraumatisierende Maßnahmen auf einen späteren Zeitpunkt verschieben dürfen. Sie soll auch das Angebot bekommen, sich von einer ärztlichen Fachkraft, etwa eine Gynäkologin, untersuchen zu lassen.
- Die Pflegefachperson soll Toby fragen, ob es etwas gibt, was sie und die Ärztin über ihren Körper wissen sollten und welche Worte bei der Untersuchung benutzt werden sollen,
- was ihr die Untersuchung erträglicher machen würde und
- ihr versichern, dass sie die Untersuchung jederzeit abbrechen kann.

Toby sagt daraufhin, das Gespräch habe ihr geholfen, eine gute Beziehung herzustellen und bittet die Pflegefachperson, während der Interaktionen mit der Ärztin anwesend zu sein. Die Pflegefachperson spürt Tobys Erleichterung und merkt, dass sie Vertrauen gefasst hat und jetzt ihre Unterstützung braucht. Sie bietet an, an ihrer Seite zu bleiben und vor der Untersuchung mit der Ärztin zu sprechen –

schließlich geht es darum, Tobys Gesundheitsbedürfnisse zu erfüllen. Die Ärztin führt die körperliche Untersuchung in Anwesenheit der Pflegefachperson durch, Toby äußert sich beim Abschied zufrieden mit dem Verlauf und vereinbart den nächsten Termin.

Das Fallbeispiel zeigt, wie wichtig partnerschaftliche Zusammenarbeit ist. Sie schafft Vertrauen und kann eine gefürchtete Untersuchung und Interaktion transformieren in eine Situation, die der Person Sicherheit und Respekt vermittelt. Pflegefachpersonen auf jeder Ebene, denen es gelingt, eine partnerschaftliche Beziehung zu ihren Patient:innen aufzubauen, bietet sich die Chance, den Kontakt korrigierend und heilend zu gestalten. Mit einer LGBTQ-inkludierenden Anamnese und einer kulturkompetenten körperlichen Untersuchung leisten sie einen Beitrag zur besseren Gesundheit und zum Wohlbefinden der LGBTQ-Community.

11.6 Weiterführende Literatur

DeChants, J.P., Green, A.E., Price, M.N. & Davis, C.K. (2021). *Homelessness and Housing Instability Among LGBTQ Youth*. The Trevor Project. Available from https://www.thetrevorproject.org/wp-content/uploads/2022/02/Trevor-Project-Homelessness-Report.pdf

Makadon, H.J., Mayer, K.H., Potter, J. & Goldhammer, H. (2015). *The Fenway guide to lesbian, gay, bisexual, and transgender health*. American College of Physicians.

Traister, T. (2022). *Fast Facts about LGBTQ+ Care for Nurses*. Springer Publishing Company.

12 Transgender Gesundheit und Pflege

Bei Gesprächen über LBGTQ-Menschen stellt sich oft heraus, dass viele nicht wissen, worin sich die einzelnen Gruppen voneinander unterscheiden. Wenn jedoch alle in einen Topf geworfen werden oder LGBTQ als Sammelbegriff eingesetzt wird, entstehen ungenaue oder unrichtige Vorstellungen über trans Menschen, die ihre Gesundheit und ihr Wohlbefinden zusätzlich belasten können. In diesem Kapitel stehen die Besonderheiten und die Diversität der Transgender-Bevölkerung im Mittelpunkt und werden Begriffe definiert, um das Wissen und Verständnis der Pflegefachpersonen zu vertiefen.

In diesem Kapitel erfahren Sie:
1. mehr über die spezifischen Gesundheitsbedürfnisse von trans Personen,
2. Genaueres über trans Menschen, um Ihr Wissen und Verständnis zu vertiefen,
3. welche Barrieren ihnen den Zugang zu Gesundheitsversorgung erschweren,
4. wie Pflegefachpersonen eine diversitätssensible Versorgung dieser Personengruppe gelingen.

12.1 Transgender – ein genauerer Blick

In den USA ist es schwierig, die Größe der Transgender-Bevölkerung richtig einzuschätzen. Es fehlt eine verlässliche Datensammelmethode, was mit der Diversität dieser Gruppe und mit den rechtlichen und gesellschaftlichen Folgen einer Datenerhebung zu tun hat, sowie mit der Tatsache, dass die Transgender-Community ihrem Wesen nach im Verborgenen lebt. Bei der Volkszählung wird nicht nach der Geschlechtsidentität gefragt, und bislang haben auch keine landesweiten Stichproben oder Umfragen stattgefunden, um diese Bevölkerungsgruppe zu erfassen. Trans Menschen sind je nach US- Bundesstaat mehr oder weniger gesetzlich geschützt, ihr Schutzstatus variiert selbst innerhalb eines Landes. Der fehlende Schutz erschwert die Sammlung von Daten über diese sensitive Bevölkerungsgruppe, ja macht sie schier unmöglich. Betroffene fürchten den Verlust ihrer Wohnung, ihres Jobs und/oder ihrer Familie und der sozialen Unterstützung, falls ihre Informationen verbreitet werden. Die Datensammlung des Diagnostischen und Statistischen Manuals (DSM) ermöglicht anhand der Codierungen die Transgender-Bevölkerung, deren Suizidrate, Tabakkonsum und HIV-Rate zu schätzen. Auch manche Notaufnahmen und die Gesundheitsministerien einzelner Länder sammeln entsprechende Daten.

Die Transgender-Bevölkerung wird derzeit auf 0,1 % bis 0,5 % der Gesamtbevölkerung geschätzt. Man geht von einem Anstieg der Zahlen aus, weil sich Betroffene, insbesondere trans Jugendliche, heute besser unterstützt fühlen, wenn sie sich outen. Für die Pflege und Gesundheitsversorgung ist diese Steigerung von Bedeutung, beweist sie doch einmal mehr, dass trans Menschen weder selten noch „seltsam“ sind, vielmehr eine natürliche Untergruppe der menschlichen Gesellschaft.

12.1.1 Geschlechtsdysphorie

Eine Geschlechtsdysphorie bezeichnet den Konflikt zwischen dem einer Person bei der Geburt zugewiesenen Geschlecht und dem Geschlecht, mit dem sie sich identifiziert:

- Manche Betroffene geben an, sich in ihrem Körper oder mit den zugewiesenen Geschlechtsrollen unwohl zu fühlen.
- Manche berichten von klinisch relevantem Leiden und Beeinträchtigungen, was auf die fehlende Übereinstimmung von Geschlechtsrolle und Geschlechtsidentität zurückzuführen ist.

12.1.2 Transition/Geschlechtsangleichung

Das ist der Vorgang, in dessen Verlauf die Person ihre Geschlechtsidentität erkennt, akzeptiert und nach außen sichtbar macht.

- Meist ist damit die Zeit gemeint, in der eine Person Veränderungen vornimmt, die andere bemerken (z. B. Veränderungen der äußeren Erscheinung, des Namens, der Gender-Präsentation).

- Man spricht von *Geschlechtsangleichung*, weil sie Betroffenen erlaubt, ihre Geschlechtsidentität durch äußere Veränderungen zu bestätigen, bzw. ihr Äußeres dem subjektiven Geschlecht anzugleichen.
- Die Transition hat soziale, medizinische und rechtliche Komponenten.
- *Eine allgemeingültige Form der Geschlechtsangleichung gibt es nicht.*

Sexuelle Orientierung und Geschlechtsidentität sind zwei verschiedene Konzepte, die es zu unterscheiden gilt. Trans Menschen haben viele verschiedene sexuelle Orientierungen und fühlen sich von verschiedenen Menschen angezogen – sie können sich als schwule, heterosexuelle, lesbische, bisexuelle oder neutrale Person identifizieren. Die Begriffe sollen das Angleichungsgeschlecht der Person spiegeln (und nicht ihr Zuweisungsgeschlecht), was in den Trans-Definitionen in der **Tabelle 12-1** erklärt wird:

- Eine trans Frau, die sich zu einer anderen Frau hingezogen fühlt, ist vermutlich lesbisch.
- Ein trans Mann, der sich zu anderen Männern hingezogen fühlt, ist vermutlich schwul

Tabelle 12-1: Trans-Definitionen (Traister, 2022, S. 111)

Transgender/trans	Individuen mit einer Geschlechtsidentität, die mit ihrem Zuweisungsgeschlecht nicht völlig übereinstimmt.
Gender-Minorität	Eine Person, die sich als transgender oder gender-nonkonform identifiziert und/oder deren Geschlechtsidentität oder Geschlechtsausdruck sich von der üblichen Binarität der Geschlechter unterscheidet.
trans Frau	MtF (male-to-female, Mann-zu-Frau) Eine Person mit männlichem Zuweisungsgeschlecht, die ihre Identität angeglichen hat, jetzt als Frau lebt und zum Spektrum der trans Frauen gehört.
trans Mann	FtM (female-to-male, Frau-zu-Mann) Eine Person mit weiblichem Zuweisungsgeschlecht, die ihre Identität angeglichen hat, jetzt als Mann lebt und zum Spektrum der trans Männer gehört.
gender-queer	Ein neuer Begriff, den Personen verwenden, die sich weder männlich noch weiblich identifizieren oder männlich und weiblich oder auf eine andere, non-binäre Art.
transsexuell	Ein medizinischer Begriff zur Beschreibung einer Untergruppe von trans Menschen, die eine Transition zum anderen Geschlecht vollzogen hat.

- Eine trans Frau, die sich zu einem Mann hingezogen fühlt, wird sich vermutlich als heterosexuell bezeichnen, was umgekehrt auch für einen trans Mann gilt.
- Manche trans Personen identifizieren sich möglicherweise als queer, andere verwenden eine andere Bezeichnung wie non-binär. Diese Menschen haben das Gefühl, dass sich ihr Geschlecht nicht in die binären Definitionen von Mann und Frau, von maskulin oder feminin pressen lässt.
  - Manche non-binäre Menschen – aber nicht alle – leiden unter Geschlechtsdysphorie.

12.2 Medizinische Fragen

Für viele trans Menschen und Betroffenenverbände ist eine Geschlechtsvariante kein psychopathologischer Zustand, vielmehr einfach eine Variante menschlicher Möglichkeiten, die in manchen Fällen, einer medizinischen Begleitung bedarf.

Fast Facts

Es gibt trans Menschen, die in klinischen Situationen keinen Wert auf eine besondere Behandlung legen; dennoch sind Hinweise auf ihre Geschlechtsidentität in der Patientenakte und bei persönlichen Begegnungen wichtig, um der Pflegefachperson eine diversitätssensible patien:innenzentrierte Versorgung zu ermöglichen.

12.2.1 Diagnostisches und Statistisches Manual Psychischer Störungen DSM-5

Wie Homosexualität, die im DSM-5 bis 1973 als pathologisch gelistet war, gelten die Identitäten von transgender und gender-non-konformen Menschen aufgrund einer Aktualisierung heute nicht mehr als psychisch gestört:

- Im aktuellen Manual können trans Menschen die Diagnose Geschlechtsdysphorie erhalten, die das emotionale Leiden beschreibt, das sich aus der Diskrepanz zwischen dem gefühlten, nach außen gelebten Geschlecht und dem Zuweisungsgeschlecht ergeben kann und das Leiden Betroffener anerkennt (American Psychiatric Association, 2018).

- Diese Aktualisierung bewirkt, dass trans Menschen heute gender-bestätigend (engl. „gender-affirmative") behandelt und beim Transitionsprozess pflegerisch und medizinisch begleitet werden, ohne das Stigma einer psychischen Störung tragen zu müssen.

- Problematisch bleibt weiterhin, dass die Diagnose Geschlechtsdysphorie im DSM-5 gelistet ist, womit die Diagnose an sich einer Pathologisierung Vorschub leistet.
- Wenngleich viele Betroffene ihre Transition zu ihrer Zufriedenheit abgeschlossen haben, sich mit ihrem Selbst wohlfühlen und keinen „klinisch signifikanten Leidensdruck" verspüren, der die Diagnose Geschlechtsdysphorie rechtfertigen könnte, wird diese Diagnose in unserem derzeitigen Gesundheitssystem wohl weiterhin gebraucht, damit der Zugang zu Gesundheitsversorgung langfristig gesichert ist und die Krankenversicherung die Kosten für die Hormonbehandlung und andere Versorgungsleistungen übernimmt.

12.2.2 Geschlechtsdysphorie – Kriterien im DSM-5

Um die Diagnose Geschlechtsdysphorie zu rechtfertigen, muss die Person über mindestens sechs Monate mindestens zwei der folgenden Kriterien erfüllen:

1. Eine ausgeprägte Diskrepanz zwischen Geschlechtsidentität (*gender*) und den primären und/oder sekundären Geschlechtsmerkmalen (oder, bei Jugendlichen, den erwarteten sekundären Geschlechtsmerkmalen).
2. Ein ausgeprägtes Verlangen:
   a. die eigenen primären und/oder sekundären Geschlechtsmerkmale loszuwerden (oder, bei Jugendlichen, das Verlangen, die Entwicklung der erwarteten sekundären Geschlechtsmerkmale zu verhindern)
   b. nach den primären und/oder sekundären Geschlechtsmerkmalen des anderen Geschlechts
   c. dem anderen Geschlecht anzugehören
   d. danach, wie das andere Geschlecht behandelt zu werden (oder wie ein alternatives Geschlecht, das sich vom Zuweisungsgeschlecht unterscheidet).
   e. Die ausgeprägte Überzeugung, die typischen Gefühle und Reaktionsmuster des anderen Geschlechts aufzuweisen (oder die eines alternativen Geschlechts, das sich vom Zuweisungsgeschlecht unterscheidet).
3. Der Zustand geht einher mit klinisch signifikantem Leiden oder signifikanten Beeinträchtigungen in sozialen, schulischen, beruflichen oder anderen wichtigen Funktionsbereichen. (DSM-5®, adaptiert)

12.3 Trans Menschen – Pflege und übliche Behandlungen

Neben den nachstehenden Pflege- und Behandlungskonzepten werden in der **Tabelle 12-2** übliche transitionsbezogene operative Maßnahmen aufgeführt:

- Hormonbehandlung
- präoperatives medizinisches Screening
- postoperative Pflege
- Management chirurgischer Komplikationen
- regelmäßige Gesundheitsassessments und Assessments des Pflegebedarfs
- Krebsvorsorge und Screenings
  - Sicherstellen, dass trans Menschen über Krebs aufgeklärt werden und die ihrem Zuweisungsgeschlecht entsprechenden Vorsorgeuntersuchungen stattfinden.
  - Brustkrebsvorsorge bei trans Männern, die noch Brüste oder Reste von Brustgewebe haben, Familienanamnese
  - Prostatauntersuchungen bei trans Frauen.
- Reproduktive Gesundheit
  - Kontrazeption
  - Familienplanung
  - Tests und Beratung zu sexuell übertragbaren Krankheiten/HIV
- Gesundheitsförderung
- Management anderer chronischer körperlicher Erkrankungen, die nicht mit der Geschlechtsidentität oder Transition der Person zusammenhängen (**Tab. 12-2**).

Tabelle 12-2: Übliche transitionsbezogene operative Maßnahmen (Traister, 2022, S. 114)

Mann zu Frau	Frau zu Mann
Vaginoplastik	Mastektomie
Orchidektomie	Hysterektomie
Brustvergrößerung	Ophorektomie
Feminisierung des Gesichts	Vaginektomie
Entfernung/Verkleinerung des Adamapfels	Skrotoplastik
Thyrochondroplastik	Phalloplastik
Liposuktion	Metoidioplastik (Klitorispenoidbildung)
Body Contouring (Anpassung der Körperform)	

12.4 Gesundheitsverhalten der Trans-Community – Themen und Probleme

Zu den Themen und Problemen in Bezug auf das Gesundheitsverhalten der Trans-Community gehören:

- Exploration der Geschlechtsidentität
- Hilfe und Unterstützung beim Coming-out und bei der Transition
- Stimmungsschwankungen und Verhaltensprobleme ausgelöst durch Stressoren, die das Leben als trans Person mit sich bringt
- Auf mögliche psychische Störungen achten, die nicht mit dem subjektiven Geschlecht oder den Erfahrungen als trans Person zusammenhängen
- Depression und Ängste
- Substanzkonsum.

12.5 Zugangsbarrieren zur Gesundheitsversorgung

Zahlreiche Barrieren erschweren trans Menschen den Zugang zu einer kulturkompetenten und unterstützenden Gesundheitsversorgung, und sie sind es auch, die zur Verstetigung der gesundheitlichen Ungleichheiten dieser Bevölkerungsgruppe beitragen. In der Regel sind die Hürden und Hindernisse auf das Fehlen informierter und geschulter Gesundheitsdienstleister:innen zurückzuführen.

Pflegefachpersonen spielen eine entscheidende Rolle, wenn es darum geht, trans Menschen Zugang zu Gesundheitsversorgung zu verschaffen. Sie müssen aktiv werden und sich über die gesundheitlichen Herausforderungen dieser Population informieren. Wenn Pflegefachpersonen die soziokulturellen, institutionellen und finanziellen Barrieren kennen, denen trans Menschen begegnen, sind sie eher bereit und fähig, zum Abbau dieser Hindernisse beizutragen und kulturkompetent zu arbeiten.

Verglichen mit der allgemeinen Bevölkerung sind bei trans Menschen folgende Raten erhöht (Levitt, 2015):

- körperliche Gewalt (26 %)
- sexuelle Übergriffe (10–14 %)
- Suizidversuch (30–64 %)
- Substanzkonsum (36–53 %)
- Depression (40–53 %)
- Ängste (47 %).

Viele sind mehreren Belastungen ausgesetzt, die ihre psychische Gesundheit beeinträchtigen. Pflegefachpersonen und Gesundheitsdienstleister:innen müssen um die negativen Erlebnisse wissen, denen diese Population aufgrund ihrer Geschlechtsidentität ausgesetzt ist.

- Zurückweisung durch die Familie
- verbale Belästigungen oder Respektlosigkeit an öffentlichen Orten (etwa Hotel, Restaurant)
- respektlose Kommentare beim Vorzeigen des Personalausweises
- Verlust des Arbeitsplatzes oder der Wohnung.

Am schwersten wiegt jedoch, dass es an Gesundheitsdienstleister:innen fehlt, die ihre gesundheitlichen Bedürfnisse kennen und entsprechend geschult sind. Eine vom Williams Institute der Universität von Los Angeles durchgeführte Studie belegt, dass der Zugang zu einer geschlechtsangleichenden medizinischen Versorgung die Prävalenz von Suizidgedanken und -versuchen senkt:

- Etwa 91 % der Befragten hatten ihr Leben lang Suizidgedanken, nachdem sich ein Gesundheitsdienstleister:innen geweigert hatte, sie zu behandeln.
- Etwa 59,5 % der Befragten unternahmen im Jahr, nachdem sie ein Gesundheitsdienstleister:innen abgewiesen hatte, einen Suizidversuch (James et al., 2016).

Fast Facts

Trans Menschen sind spezifischen gesundheitlichen Ungleichheiten und Barrieren ausgesetzt, wobei das Fehlen diversitätssensibler Gesundheitsdienstleister:innen am schwersten wiegt. Mit dem Auffrischen ihres Wissens über Transgender-Gesundheit werden Pflegefachpersonen ihrer entscheidenden Rolle bei der Reduzierung dieser Ungleichheiten gerecht.

Trans Menschen können noch auf weitere Hindernisse stoßen, die ihnen den Zugang zu Gesundheitsversorgung und Gesundheitsdienstleistungen erschweren.

- Belästigung, Misgendering und Objektifizierung bei der Suche nach gesundheitlicher Versorgung.
  - Mit der Folge, dass sie auf Gesundheitsleistungen verzichten oder Untersuchungen/Behandlungen hinauszögern.
- Angst und Misstrauen
  - Minderheitenstress durch Stigmatisierungs- und Diskriminierungserfahrungen ist die Ursache ihrer hohen psychischen Belastung. Viele Betroffene fragen sich deshalb besorgt: „Wie werde ich hier wohl behandelt?“

- Uneinheitliches Behandlungsangebot
  - Das Fehlen diversitätssensibler Gesundheitsdienstleister:innen oder von Anbieter:innen, die bereit sind, trans Menschen zu behandeln, kann zu langen Wartezeiten und uneinheitlichen Behandlungspraktiken führen.
  - In ländlichen Gegenden sind geschulte Gesundheitsfachpersonen dünn gesät.
  - Anbieter von Gesundheitsleistungen, denen es an Trans-Kompetenz fehlt, sind vielleicht nicht bereit, Hormone zu verschreiben oder Überweisungen auszustellen, weshalb sich trans Menschen Hormone oder Silikoninjektionen auf unkonventionellen Wegen beschaffen, was sie einem erhöhten Verletzungs- und Infektionsrisiko aussetzt, ja sogar tödlich sein kann.
- Finanzielle und versicherungsrechtliche Barrieren
  - Viele trans Menschen sind nicht krankenversichert, was die erhöhte Prävalenz von Arbeitslosigkeit und Armut dieser Population erklären könnte. In den USA hat dieses Phänomen wohl auch mit der historischen Diskriminierung bestimmter Bevölkerungsgruppen am Arbeitsmarkt zu tun.
  - Private Krankenversicherungen haben die Finanzierung geschlechtsangleichender Behandlungen von jeher abgelehnt.
    - Der Affordable Care Act (Gesundheitsreformgesetz) enthält die Bestimmung, dass sich alle Gesundheitsprogramme, Krankenversicherungen und Organisationen, die vom Staat mitfinanziert werden, an das Diskriminierungsverbot halten müssen. Unklar bleibt jedoch weiterhin, ob das Gesetz auch vor Diskriminierung aufgrund der Geschlechtsidentität schützt.
    - 2020 hat der Oberste Gerichtshof der USA eine historische Entscheidung getroffen, die den Schutz vor Diskriminierung auf Geschlechtsidentität und sexuelle Orientierung ausdehnte und als Grundrecht definierte. Die Auswirkung dieser Bestimmung auf die Gesundheitsversorgung bleibt abzuwarten; sie hat jedoch das Potenzial, Gesundheit und Wohlbefinden von trans Menschen dramatisch zu verbessern.
  - Der Mangel an trans-kompetenten Gesundheitsdienstleister:innen kann trans Personen veranlassen, nach Alternativen zu suchen und andere Anbieter:innen, deren Leistungen von der Krankenkasse nicht finanziert werden, aus eigener Tasche zu bezahlen.
  - Ihre Gesundheit ist entscheidend abhängig von Pflegefachpersonen, die die aktuelle Gesetzeslage kennen, die wissen, dass Diskriminierung aufgrund

der Geschlechtsidentität verboten ist und Betroffenen beim Umgang mit ihrer Krankenversicherung behilflich sind.

- Pflegefachpersonen können sie z.B. dabei unterstützen, die Kostenübernahme vorab zu klären oder mit ihrer Krankenversicherung über Zuschüsse, Zahlungsoptionen und Eigenbeteiligungen zu verhandeln.

12.6 Überlegungen zur Pflege

Als Pflegefachperson:

- schaffen Sie eine Umgebung, in der sich trans Menschen willkommen fühlen, im Bewusstsein, dass ihnen der Zugang zu Gesundheitsversorgung vermutlich durch zahlreiche Barrieren erschwert wurde,
- fragen Sie die Person, welche Anrede und welche Pronomen sie wünscht,
- entwickeln Sie Patient:innenaufnahmeformulare, die Fragen zur sexuellen Orientierung, Geschlechtsidentität und zu Anreden/Pronomen enthalten,
- outen Sie Betroffene nicht ohne ihre Erlaubnis,
- überweisen Sie trans Menschen an Fachkräfte, die für ihre besonderen Versorgungsbedürfnisse sensibilisiert und qualifiziert sind,
- stellen Sie Aufklärungsmaterial zur Verfügung, das sachlich über trans Menschen informiert,
- erwähnen Sie in sämtlichen Anti-Diskriminierungsrichtlinien ausdrücklich, dass auch Diskriminierung aufgrund der Geschlechtsidentität und des Geschlechtsausdrucks verboten ist,
- stellen Sie sicher, dass trans Menschen die zu ihrer Identität passende oder eine geschlechtsneutrale Toilette benutzen können,
- stellen Sie Betroffenen nur Fragen, die mit ihrer Gesundheitsversorgung zu tun haben,
- fragen Sie Betroffene, wie und mit welchen Begriffen über ihren Körper gesprochen werden soll,
- klären Sie das ganze Gesundheitsteam über trans Gesundheit auf und bieten allen Kommunikationsschulungen an,
- halten Sie andere Pflegefachpersonen und Gesundheitsdienstleister:innen über die aktuellen Behandlungsprotokolle und Pflegestandards zur Versorgung von trans Personen auf dem Laufenden.

Fast Facts

Bei Interaktionen mit trans Menschen zum Aufbau einer vertrauensvollen Pflegefachperson-Patient:in-Beziehung ist eine diversitätssensible Kommunikation zentral. Entscheidend ist, sie stets als individuelle Persönlichkeiten anzuerkennen und zu behandeln.

Fallbeispiel

Eine 32-jährige Frau kommt wegen starker Zahnschmerzen in die Notfallsprechstunde. Sie teilt der Mitarbeiterin am Empfang mit, dass ihr letzter Zahnarztbesuch über zehn Jahre zurückliegt und dass sie nun eine Entzündung befürchtet. Auf dem Fragebogen gibt sie als derzeitige Geschlechtsidentität „weiblich" an und als bei der Geburt zugewiesenes Geschlecht „männlich". Ihr Vorname ist Angela, in ihrem Personalausweis steht jedoch Andrew. Sie nimmt im Wartezimmer Platz und sucht dann die Damentoilette auf. Eine andere Patientin kommt heraus und benachrichtigt die Empfangsmitarbeiterin, weil sie meint, ein Mann habe diese Toilette benutzt. Die schickt daraufhin eine andere Angestellte in die Damentoilette, um nach dem Rechten zu sehen. Sie kommt mit der Nachricht zurück, es sei alles in Ordnung. Angela tritt aus der Damentoilette setzt sich ins Wartezimmer. Eine zahnärztliche Fachangestellte erscheint mit einem Formular und ruft Andrew auf. Angela weicht ihrem Blick aus.

Die Angestellte wiederholt die Frage. Die Frau, die meint, einen Mann in der Damentoilette gesehen zu haben, lacht verächtlich. Schließlich steht Angela auf und geht zur Tür. Auf dem Weg hört sie die andere Frau sagen: „Wusste ich's doch, es war ein Mann." Die Fachkraft daraufhin: „Sie sind wohl Andrew? Bitte kommen Sie mit." Angela wird schnell ein Behandlungsplatz zugewiesen. Dort wartet sie ängstlich auf die Zahnärztin und überlegt, die Praxis zu verlassen. Die Zahnärztin kommt herein, stellt sich vor und fragt: „Nun, Angela, was bringt Sie heute zu uns?"

1. Wie wären Sie mit der Beschwerde der anderen Patientin umgegangen?
   a. Beide Mitarbeiterinnen haben in dem Fall richtig reagiert. Sie haben die Klage der anderen Patientin ernst genommen und dabei Angelas Geschlechtsidentität respektiert. Auf institutioneller Ebene könnte das Angebot unbeschilderter, d.h. geschlechtsneutraler Toiletten helfen, solche Situationen künftig zu vermeiden.
2. Wie soll sich das Personal verhalten, wenn sich der Name der Person von dem auf dem Ausweis genannten Namen unterscheidet?

a. In diesem Szenarium hat Angela ihre beiden Vornamen angegeben. Das müssen alle Fachkräfte anerkennen und würdigen, auch wenn auf dem Ausweis der Person ein anderer Name steht als der, den sie genannt hat. Aus Gründen der Patient:innensicherheit und zur Rechnungsstellung kann es dennoch erforderlich sein, den auf dem Ausweisdokument genannten Namen zu verwenden. Der gewünschte Name soll trotzdem deutlich sichtbar dokumentiert werden, damit alle Fachkräfte ihn verwenden, eine inklusive, transgender-freundliche Umgebung schaffen und dafür sorgen können, dass die Person eine gute Erfahrung mit dem Gesundheitswesen macht. Durch die Verwendung ihres gewählten Namens wird auch ihre Identität einmal mehr validiert.

b. War Angelas Name nicht auf dem Fragebogen angegeben, hätte die Mitarbeiterin etwa so reagieren könnten: „Oh, hier steht Andrew. Haben Sie einen anderen Namen, den wir verwenden sollen? Bitte verzeihen Sie, dass ich Sie mit dem falschen Namen angesprochen habe – wir bemühen uns, das System zu aktualisieren, damit wir Sie besser versorgen können.“ Das Personal soll Angela spüren lassen, dass sie in dieser Praxis respektiert wird und allen sehr an ihrer guten Versorgung gelegen ist.

3. Wie hätten die Angestellten mit der Patientin umgehen sollen, die Angela beim Verlassen des Wartezimmers mit einer abfälligen Bemerkung belästigt hat?

a. Das hängt zwar von den praxis-internen Richtlinien ab, dennoch muss die Frau unbedingt auf das Diskriminierungsverbot und auf den hier geltenden Verhaltenskodex hingewiesen werden. Alle Menschen sollen, ungeachtet ihrer Geschlechtsidentität, Gesundheitsleistungen in Anspruch nehmen können, ohne von anderen Patient:innen oder vom Personal belästigt zu werden. Die Mitarbeiterinnen hätten sich zudem bei Angela für die unschöne Szene entschuldigen und ihr versichern sollen, dass sie sich um Veränderungen bemühen, damit Angela künftig bessere Erfahrungen macht.

12.7 Literatur

American Psychiatric Association (2018). *Diagnostisches und Statistisches Manual Psychischer Störungen DSM-5®*. Hogrefe.

James, S.E., Herman, J.L., Rankin, S., Keisling, M., Mottet, L. & Anafi, M. (2016). *The report of the 2015 U.S. Transgender Survey*. National Center for Transgender Equality.

Levitt, N. (2015). Clinical nursing care for transgender patients with cancer. *Clinical Journal of Oncology Nursing, 19*(3), 362–366. https://doi.org/10.1188/15.CJON.362-366

Traister, T. (2022). *Fast Facts about LGBTQ+ Care for Nurses*. Springer Publishing Company.

Weiterführende Literatur

American Psychiatric Association. (2013). *Diagnostic and statistical manual of mental disorders. DSM-5* (5th ed.). https://doi.org/10.1176/appi.books.9780890425596

American Psychological Association. (2024, May 16). *Understanding transgender people, gender identity and gender expression*. Available from https://www.apa.org/topics/lgbtq/transgender-people-gender-identity-gender-expression

Coleman, E., Radix, A.E., Bouman, W.P., Brown, G.R., de Vries, A.L.C., Deutsch, M.B., Ettner, R., Fraser, L., Goodman, M., Green, J., Hancock, A.B., Johnson, T.W., Karasic, D.h., Knudson, G.A., Leibowitz, S.F., Meyer-Bahlburg, H.F.L., Monstrey, S.J., Motmans, J., Nahata, L., ... Arcelus, J. (2022). Standards of Care for the Health of Transgender and Gender Diverse People, Version 8. *International Journal of Transgender Health, 23*(Suppl 1), 1–259. Available from https://www.tandfonline.com/doi/pdf/10.1080/26895269.2022.2100644

Hein, L.C. & Levitt, N. (2014). Caring for... Transgender patients. *Nursing Made Incredibly Easy!, 12*(6), 28–36. https://doi.org/10.1097/01.NME.0000454745.49841.76

Lamba Legal. (n.d.). *Transgender-Affirming Hospital Policies*. Available from https://legacy.lambdalegal.org/know-your-rights/article/trans-affirming-hospital-policies

13 Hormontherapie verstehen

Hormontherapie ist eine medizinische Behandlungsmöglichkeit für Menschen, die ihren Körper ihrer Geschlechtsidentität angleichen wollen. Eine Hormonersatztherapie (HET) ist einer der vielen Wege, die trans Menschen zur Geschlechtsangleichung einschlagen können. Dieses Kapitel informiert Pflegefachpersonen über die Grundlagen der Hormontherapie und deren Implikationen für die Pflege.

In diesem Kapitel erfahren Sie:
1. das Wichtigste über Hormontherapie,
2. welche Hormonpräparate für die Frau-zu-Mann-Transition eingesetzt werden,
3. welche Hormonpräparate für die Mann-zu-Frau-Transition eingesetzt werden,
4. was bei der Pflege von Personen, die sich einer Hormontherapie unterziehen, zu beachten ist.

13.1 Hormontherapie für trans Menschen

Ziel einer Hormontherapie ist es, durch die Gabe von Sexualhormonen die Feminisierung oder Maskulinisierung einer Person auszulösen. Hormontherapie gilt bei vielen trans Menschen als medizinisch notwenige Maßnahme. Wichtig für Pflegefachpersonen sind folgende Informationen:

- Wie jede Medikation, soll auch die Hormonersatztherapie (HET) auf ihre Wirkungen und Nebenwirkungen hin überwacht und langfristig begleitet werden.
- Pflegefachpersonen müssen mit den Grundlagen der HET vertraut sein, weil sie möglicherweise beauftragt werden, die Administration der Medikation zu übernehmen, Betroffene zu schulen und aufzuklären sowie die erwünschten und unerwünschten Wirkungen der Hormongaben zu überwachen.

- Bei trans Menschen ist die Hormontherapie stets hochgradig individualisiert.
- Manche wünschen sich ein eher androgynes Erscheinungsbild, andere wollen femininer oder maskuliner wirken.
- Etwa 75 % aller trans Menschen werden mit Hormonen behandelt.
- Die HET gilt als Geschlechtsangleichung.
- Manchen wird die Hormontherapie ärztlich verschrieben, manche erhalten sie auf anderen Wegen (z. B. durch Interneteinkauf).
- Zahlreiche Studien belegen, dass trans Menschen eine höhere Lebensqualität haben und sich psychisch leichter anpassen, wenn sie vor der geschlechtsangleichenden Operation mit Hormonen behandelt werden.
- Eine Hormontherapie kann von medizinischen Fachkräften unterschiedlicher Disziplinen verschrieben werden.
  - Fachkräfte aus den Gebieten Endokrinologie, Allgemeinmedizin, Innere Medizin, Geburtshilfe, Gynäkologie und Psychiatrie.
- Es gibt keine zertifizierte Zusatzausbildung, die zur Verschreibung einer Hormonbehandlung berechtigt.
- Die körperlichen Wirkungen der Hormonbehandlung erstrecken sich über etwa zwei Jahre, wobei der Zeitraum variiert.

Fast Facts

Hormontherapie spielt für Gesundheit und Wohlbefinden von trans Menschen eine entscheidende Rolle.

Kriterien für eine Hormontherapie

- Eine anhaltende, gut dokumentierte Geschlechtsdysphorie, wie im Diagnostischen und Statistischen Manual Psychischer Störungen (DSM-5) beschrieben.
- Die Person muss eine informierte Entscheidung treffen können und in die Behandlung einwilligen.
- Sie muss das im jeweiligen Land geltende Mündigkeitsalter erreicht haben.
- Liegen signifikante medizinische oder psychische Gesundheitsprobleme vor, müssen diese einigermaßen beherrscht sein.

13.2 Die feminisierende Hormonbehandlung

Östrogen ist das Hormon der Wahl bei einer Mann-zu-Frau-Transition. Es steht in verschiedenen Formen zur Verfügung und kann oral, transdermal oder als Injektion verabreicht werden. Folgende Wirkungen löst eine Behandlung mit Östrogen aus:

- Östrogen senkt den Serum-Testosteronspiegel und erhöht den Estradiolspiegel.
- Eine Kombination aus Östrogen und Antiandrogenen ist das am besten untersuchte Behandlungsschema zur Feminisierung.
- Antiandrogene Medikamente verschiedener Hormonklassen senken entweder den Testosteronspiegel oder die Testosteronaktivität, worauf sich maskuline Merkmale, wie die Körperbehaarung reduzieren.
- Betroffene müssen über bestimmte irreversible Hormonwirkungen aufgeklärt werden, z. B. über Brustvergrößerung und verminderte Spermienproduktion.

Fast Facts

Östrogen erhöht die Gefahr einer venösen Thrombembolie (VTE) bei trans Frauen signifikant.

Mögliche Nebenwirkungen

- Östrogen kann die Gefahr einer venösen Thrombembolie erhöhen
- erhöhter Blutdruck
- Migräne.

Ergebnisse der Östrogengaben

- Brustwachstum
- Umverteilung des Körperfetts
- Abnahme der Körperbehaarung
- verminderte Glatzenbildung
- weichere Haut
- Abnahme des Hodenvolumens und Verlust der Erektionsfähigkeit
- Abnahme der Oberkörperkraft.

Antiandrogene

- Spironolacton, Bicalutamid, Flutamid, Finasterid u. a.
- Antiandrogene werden meist Frauen verabreicht, die keine Orchiektomie hatten,
- sie hemmen die Wirkung von Testosteron,
- sorgen dafür, dass das Östrogen typisch weibliche sekundäre Geschlechtsmerkmale entwickelt.

- Finasterid zielt auf das Dihydrotestosteron (DHT), nicht auf das Testosteron.
  - Weniger wirksam als die Senkung der gesamten Testosteronspiegel.
- Spironolacton ist ein blutdrucksenkender Wirkstoff, der eine Androgenrezeptorblockade auslöst und so die Testosteronproduktion verhindert.
  - Blutdruck und Elektrolyte müssen wegen einer möglichen Hyperkaliämie überwacht werden.
- Cyproteron ist ein Progesteronderivat mit antiandrogenen Eigenschaften.
  - Dieses Medikament ist in den USA wegen seiner möglichen Hepatotoxizität nicht zugelassen, wird jedoch in anderen Ländern eingesetzt.
- GnRH-Antagonisten (z.B. Lupron) sind Neurohormone, die die Gonadotropin-Releasing-Rezeptoren blockieren und die Freisetzung follikelstimulierender und luteinisierender Hormone verhindern. Das führt zu einer hochwirksamen Gonadenblockade.
  - Diese Medikation ist teuer und wird von der Krankenversicherung möglicherweise nicht finanziert.
  - Sie steht nur als Injektion oder Implantat zur Verfügung.

13.3 Die maskulinisierende Hormonbehandlung

Testosteron ist das Hormon der Wahl bei einer Frau-zu-Mann-Transition. Testosteron wird meist oral, transdermal oder parenteral verabreicht, wobei auch bukkale und implantierbare Präparate zur Verfügung stehen. Pflegefachpersonen sollten folgende Informationen beachten:

- Viele körperliche Wirkungen der Testosterontherapie sind irreversibel.
  - Zunahme der Gesichts- und Körperbehaarung
  - Vergrößerung der Klitoris
  - Stimme wird tiefer
  - Glatzenbildung.
- Finasterid kann bei trans Männern auch zur Verhinderung der typisch männlichen Form der Glatzenbildung eingesetzt werden.
  - Es kann den sekundären Haarwuchs verlangsamen oder vermindern.
  - Es kann auch eine Klitorishypertrophie verlangsamen oder vermindern.

Fast Facts

Manche Wirkungen einer Hormonbehandlung sind reversibel, andere können irreversibel sein.

Risiken der Testosterontherapie

- Heptatotoxizität
- Gefahr einer Schlafapnoe
- Absenkung des HDL-Cholesterin
- Polyzythämie
- Insulinsresistenz
- erhöhte Triglyzeridwerte
- unbekannte Wirkungen auf Brust-, Endometrium- und Ovarialgewebe.

Körperliche Wirkungen der Hormontherapie bei Frau-zu-Mann-Transition

- Stimme wird tiefer
- Vergrößerung der Klitoris (variabel)
- Bartwuchs und stärkere Körperbehaarung
- Ausbleiben der Regelblutung
- Atrophie des Brustgewebes
- Umverteilung des Körperfetts und Zunahme der Muskelmasse.

13.4 Überlegungen zur Pflege von Menschen während der Hormonbehandlung

Als Pflegefachperson sollen Sie:

- ermitteln, wie die Person ihre Transition empfindet,
- die sozialen Auswirkungen der Transition ermitteln,
- den Verlauf und das Ausmaß der Maskulinisierung oder Femininisierung beobachten,
- auf Stimmungsschwankungen achten und bei Bedarf die Medikation anpassen,
- Familienthemen ansprechen,
- die Medikation überprüfen,
- die Operationswunden sauber halten und auf Anzeichen/Symptome einer Infektion hin beobachten,
- die Genitalfunktion überwachen,
- der Person Vorsorgeuntersuchungen empfehlen,
  - PAP-Abstrich, Brustuntersuchung, Mammographie, STD-Screening bzgl. sexuell übertragbarer Erkrankungen, Prostatauntersuchung
- sie über sexuelle Aktivitäten beraten,

- trans Frauen darüber informieren, dass sie weiterhin weibliche Personen schwängern können.
  - Um ausreichend Sperma zu produzieren, sollen sie sich mindestens 3 bis 6 Monate keine feminisierenden Hormone zuführen.
  - Trans Männer, die noch über Reproduktionsorgane verfügen, können schwanger werden, ob sie sich Hormone zuführen oder nicht.
- Trans Menschen über hormonfreie Möglichkeiten der Empfängnisverhütung informieren,
- Betroffene auf die mit ungeschütztem Geschlechtsverkehr verbundenen Risiken hinweisen, nämlich auf die Gefahr einer unerwünschten Schwangerschaft, aber auch von sexuell übertragbarer Krankheiten (STDs).

Fallbeispiel

Kristia, eine trans Frau, kommt nach fünf Jahren erstmals wieder zur Untersuchung ins örtliche Gesundheitszentrum. Im Personalausweis ist der Vorname Karl eingetragen. Wegen ihrer schlechten Erfahrungen mit Pflegefachpersonen und medizinischem Personal hat sie Arztbesuche lange vermieden. Sie misstraut Gesundheitsfachkräften ganz generell, weil sie den Eindruck hat, sie würden sie absichtlich mit dem falschen Namen ansprechen und die Gesundheitsversorgung von trans Menschen sei ihnen egal. Kristia lebt in einer Langzeitbeziehung und hat kürzlich Steven, einen cis Mann geheiratet. Steven ist bereits Patient des Gesundheitszentrums, hat Kristia von seinen positiven Erfahrungen erzählt und ihr dringend empfohlen, sich dort zu anzumelden.

Als Kristia den Raum betritt, stutzt die Pflegefachperson, weil sie einen Patienten namens Karl erwartet hat. Kristia präsentiert sich jedoch eindeutig als Frau, bemerkt die kurze Pause und ist sichtlich frustriert. Die Pflegefachperson registriert die Veränderung und versucht die Situation zu retten, indem sie sich vorstellt und Kristia fragt, wie sie angesprochen werden möchte. Kristia antwortet und scheint sich zu entspannen.

Bei der Anamnese gibt Kristia an, dass sie sich seit zwei Jahren Östrogen injiziert, das sie im Internet kauft, und die ganze Zeit über keine:n Gesundheitsdienstleister:in aufgesucht hat. Kristia ist mit den Wirkungen der Östrogengaben zufrieden, bemerkt jedoch, dass ihr die Kosten manchmal Probleme machen.

Welche Fragen soll die Pflegefachperson Kristia in dieser Situation stellen, und welche Themen soll sie ansprechen?

1. Sie soll die Qualität des Hormons ermitteln, das sich Kristia online besorgt.
   a. Auf welcher Website wird das Östrogen angeboten?

b. Wie ist das Produkt verpackt?

Sie soll Krista bitten, das Produkt beim nächsten Termin mitzubringen und sich erkundigen, wo sie sich Spritzen und Nadeln besorgt, wie sie diese benutzt, ob sie die einer anderen Person benutzt oder ihre Spritzen und Nadeln mit anderen Leuten teilt.

a. Verwendet sie für jede Injektion eine neue Nadel?

b. Wo und wie injiziert sie sich das Präparat?

Je nachdem, wie Kristia die Fragen beantwortet, soll die Pflegefachperson für Aufklärung sorgen und Screenings veranlassen, etwa auf Hepatitis C und HIV.

2. Die Pflegefachperson soll eine gründliche körperliche Untersuchung durchführen und auch Gewicht, Körpergröße und Blutdruck messen. Ob es notwendig ist, Brust, Genitalien und Rektum zu untersuchen, soll anhand des individuellen Risikos und des Bedarfs an Vorsorgemaßnahmen entschieden werden – schließlich sind diese Untersuchungen für die meisten transsexuellen, transgender und gender-non-konformen Menschen höchst unangenehm. Ferner sollen die Laborwerte ermittelt werden, um Risiken zu erkennen und festzustellen, ob die Gefahr von Nebenwirkungen besteht.
3. Das Monitoring auf Nebenwirkungen soll eine klinische Evaluation und die Auswertung der Laborergebnisse umfassen.

   a. Zur Nachsorge gehören:
   - Ein gründliches Assessment auf Anzeichen einer kardiovaskulären Erkrankung und einer venösen Thrombembolie,
   - Gewicht- und Pulsmessung,
   - Herz- und Lungenuntersuchungen,
   - eine Inspektion der Extremitäten auf periphere Ödeme, lokale Schwellungen oder Schmerzen.

   Kristias Laborwerte sollen im Hinblick auf die Risiken der Hormontherapie, ihre individuellen Begleiterkrankungen und Risikofaktoren sowie ihr spezifisches Hormonbehandlungsschema überwacht werden.
4. Die Pflegefachperson soll überlegen, ob sie Kristia zeitlich beschränkt (1 bis 6 Monate), d.h. zur Überbrückung (*bridging*) Hormone verschreiben und ihr zugleich bei der Suche nach einem Dienstleister behilflich sein könnte, der eine Langzeithormontherapie verordnen kann. Sie soll ferner prüfen, ob die aktuelle Medikation sicher ist, ob es Arzneimittelwechselwirkungen gibt und bei Bedarf auf sicherere Ersatzmedikamente ausweichen oder die Dosierung verändern. Beim Assessment muss sie sich erkundigen, ob Kristia je nach ihrem psychosozialen Befinden gefragt wurde und sie dann, wenn nötig und machbar, an eine qualifizierte psychiatrische Fachkraft vermitteln. Falls die Pflege-

fachperson beschließt, Kristia Hormone zu verschreiben, muss die Dauer der Überbrückungstherapie festgelegt werden – meist ist sie auf 1 bis 6 Monate begrenzt.

13.5 Weiterführende Literatur

Bundesverband Trans* e.V. (Hrsg.). (2019). *LEITFADEN TRANS* GESUNDHEIT in der Art einer Patient_innenleitlinie zur Leitlinie: Geschlechtsinkongruenz, Geschlechtsdysphorie und Trans-Gesundheit: S3-Leitlinie zur Diagnostik, Beratung und Behandlung. Bundesverband Trans* e.V.* Verfügbar unter https://www.bundesverband-trans.de/wp-content/uploads/2021/09/Patient_innen-Leitlinie-Trans-08_ONLINE-1.pdf

Coleman, E., Radix, A.E., Bouman, W.P., Brown, G.R., de Vries, A.L.C., Deutsch, M.B., Ettner, R., Fraser, L., Goodman, M., Green, J., Hancock, A.B., Johnson, T.W., Karasic, D.h., Knudson, G.A., Leibowitz, S.F., Meyer-Bahlburg, H.F.L., Monstrey, S.J., Motmans, J., Nahata, L., ... Arcelus, J. (2022). Standards of Care for the Health of Transgender and Gender Diverse People, Version 8. *International Journal of Transgender Health*, *23*(Suppl 1), 1–S259. Available from https://www.tandfonline.com/doi/pdf/10.1080/26895269.2022.2100644

Makadon, H.J., Mayer, K.H., Potter, J. & Goldhammer, H. (2015). *The Fenway guide to lesbian, gay, bisexual, and transgender health*. American College of Physicians.

TRansInterQueer e.V. (2022). *Infos zur Hormon-Therapie für trans* & nicht-binäre Menschen. Orientierungshilfe für eine aufgeklärte Entscheidung*. Verfügbar unter https://www.transinterqueer.org/wp-content/uploads/2022/04/Hormontherapie_DE_barrierearm.pdf

14
Kinder und Jugendliche pflegen

LGBTQ-Jugendliche sind, wie heterosexuelle und gender-konforme Jugendliche auch, in einer wichtigen Wachstums- und Entwicklungsphase. Die Gesundheitsbedürfnisse junger und adoleszenter LGBTQ-Menschen sollen im Kontext ihrer allgemeinen Gesundheit und Entwicklung betrachtet werden. In diesem Kapitel werden die Besonderheiten junger LGBTQ-Menschen dargestellt, wird erklärt, welchen spezifischen gesundheitlichen Risiken sie häufig ausgesetzt sind und wie Pflegefachpersonen LGBTQ-Jugendliche am besten versorgen, unterstützen und durch diesen kritischen Lebensabschnitt begleiten können.

In diesem Kapitel erfahren Sie:

1. welche spezifischen Gesundheitsbedürfnisse und Sorgen LGBTQ-Jugendliche haben,
2. wie es gelingt, mit ihnen über Gesundheitsthemen zu sprechen,
3. wie sich die pflegerische Versorgung der LGBTQ-Jugend verbessern lässt.

14.1 Einführung

Als Jugendliche und junge Erwachsene fangen wir an, unsere persönliche Identität zu explorieren und zu entwickeln. Manche stellen in dieser Zeit fest, dass sie LGBTQ sind. Das Jugendalter wird unterschiedlich festgelegt, wobei in der Regel die Jahre zwischen 13 und 24 gemeint sind (The Trevor Project, 2020).

LGBTQ-Jugendliche sind finanziell meist von ihren Familien abhängig und orientieren sich primär an Gleichaltrigen. Manche befürchten, dass ihre Angehörigen und der Freundeskreis ihre sexuelle Orientierung oder Geschlechtsidentität nicht akzeptieren. Das kann eine signifikante psychosoziale Belastung sein und ihre Gesundheit und Lebenszufriedenheit beeinträchtigen.

LGBTQ-Jugendliche absolvieren zwar die gleichen Entwicklungsschritte wie heterosexuelle und cis-gender Heranwachsende, machen jedoch als junge Erwachsene vermutlich Stigmatisierungs- und Diskriminierungserfahrungen, und viele erleben, dass sie aufgrund ihrer sexuellen Identität oder Geschlechtsidentität von der Gesellschaft und ihren Angehörigen abgelehnt werden – mit der möglichen Folge, dass sie sich isoliert oder marginalisiert fühlen, ihre Scham internalisieren oder Selbsthass entwickeln.

Laut einer Studie aus dem Jahr 2021 leiden LGBTQ+-Jugendliche tendenziell mehr unter Mobbing als Jugendliche, die nicht zur LGBTQ+-Gruppe gehören (Mpofu et al., 2023). Siehe **Kasten 14-1**.

Kasten 14-1: LGBTQ-Jugendliche – die Zahlen

- Unter 50 % der befragten LGBTQ-Jugendlichen machten ihre sexuelle Orientierung in der Schule bekannt. Den Daten zufolge sind sie eher bereit, ihre sexuelle Orientierung als ihre Geschlechtsidentität offenzulegen.
- Jugendliche, die sich einer Konversionstherapie unterzogen haben, unternehmen mit doppelt so hoher Wahrscheinlichkeit einen Suizidversuch als Jugendliche ohne Konversionstherapie.
- Etwa zwei Drittel berichteten von Schwierigkeiten aufgrund ihrer sexuellen Identität.
- Bis zu 39 % gaben an, im vergangenen Jahr an Suizid gedacht zu haben.
- Über die Hälfte (58 %) der trans und non-binären Jugendlichen wurden beim Versuch, eine ihrer Geschlechtsidentität entsprechende Toilette aufzusuchen, verbal belästigt.
- Viele (71 %) gaben an, sich über mindestens zwei Wochen hinweg niedergeschlagen oder hoffnungslos gefühlt zu haben.
- Viele (71 %) berichteten von Diskriminierung aufgrund ihrer Geschlechtsidentität oder sexuellen Orientierung.
- Für 98 % der Befragten waren „sichere Orte“ und Begegnungsstätten zum Knüpfen sozialer Kontakte besonders wertvoll und wichtig.
- Ihren Angaben zufolge ist ein auf ihre Bedürfnisse spezialisierter Kriseninterventionsdienst eine wichtige Ressource.

(The Trevor Project, 2020).

Verglichen mit anderen Heranwachsenden haben LGBTQ-Jugendliche ein höheres Risiko für:

- Suizidversuche

- Mobbing/Viktimisierung
- Substanzmissbrauch
- Wohnungslosigkeit (weil von der Familie aus dem Haus gewiesen)
- riskantes Sexualverhalten.

14.2 Überlegungen zur Pflege LGBTQ-Jugendlicher

Auch wenn die oben genannten Informationen ein düsteres Bild zeichnen: Die Mehrzahl der LGBTQ-Jugendlichen bewältigt diese Herausforderungen und führt ein gesundes, gut angepasstes Leben. Pflegefachpersonen und Gesundheitsdienstleister:innen sind dank ihrer Ausbildung gerüstet, jungen Menschen, die mit sexuellen Problemen oder Fragen ihrer Geschlechtsidentität ringen, zur Seite zu stehen. Sie können ihren Teil dazu beitragen, diese Entwicklungsphase zu einer Zeit gesunder Erkenntnisse und Selbstakzeptanz zu machen.

Pflegefachpersonen sollen für eine klinische Umgebung sorgen, in der sich LGBTQ-Jugendliche willkommen fühlen, und lernen, sie kulturkompetent zu versorgen. Sie sollen Kommunikationsfertigkeiten erwerben, damit sie ihnen neutrale, nicht-wertende Fragen nach ihrer Sexualität, sexuellen Orientierung und Geschlechtsidentität stellen können. Die sozialen und psychischen Stressoren, denen viele LGBTQ-Jugendliche aufgrund ihrer Sexualität und Geschlechtsidentität ausgesetzt sind, verdienen die gleiche Beachtung wie ihre körperlichen Beschwerden.

Die pflegerische Versorgung dieser Jugendlichen soll eine gesunde Entwicklung, ihr soziales und emotionales Wohlbefinden und ihre körperliche Gesundheit fördern, wobei stets der Einfluss ihrer erwachenden Sexualität und Geschlechtsidentität auf die genannten Bereiche zu berücksichtigen sind.

14.3 Gesundheitsfragen

In der Betreuung von Kindern und Jugendlichen sind bei den Gesundheitsfragen die Themen sexuelle und psychische Gesundheit, der Substanzkonsum, Sicherheit und Gewalt sowie die Wohnungslosigkeit zentrale Themen, auf die Pflegefachpersonen und Gesundheitsdienstleister:innen eingehen müssen.

14.3.1 Sexuelle Gesundheit

LGBTQ-Jugendliche scheuen sich womöglich, ihre diesbezüglichen Sorgen zu äußern, weil sie Angst haben, sich schämen oder das Thema als peinlich empfinden. Pflegefachpersonen sollen:

- Gespräche über sexuelle Gesundheit normalisieren und das Thema ruhig und gelassen ansprechen,
- direkte Fragen stellen,
- keine Vermutungen hegen über sexuelle Aktivitäten oder sexuelle Abstinenz,
  - Beispiel: Bitte nicht davon ausgehen, dass Studierende mit Spitzenleistungen keinen Sex haben oder alle LGBTQ-Jugendlichen bereits eine sexuelle Begegnung hatten.
- zur genauen Risikoeinschätzung Zusatzfragen stellen,
- die Jugendlichen nach der Anwendung und Häufigkeit der Anwendung von Kondomen fragen und über sichere Sexualpraktiken aufklären.

14.3.2 Psychische Gesundheit

Die Notwendigkeit, sich mit der eigenen sexuellen Identität oder Geschlechtsidentität auseinanderzusetzen, kann erheblichen Stress und innere Konflikte verursachen. Die Risiken für die psychische Gesundheit umfassen:

- Unter Stress können Heranwachsende psychische Störungen entwickeln, z.B. eine Depression, Ängste oder eine Psychose; auch Symptome einer bipolaren Störung sind möglich.
- Das Coming-out oder Experimentieren mit gleichgeschlechtlichen sexuellen Kontakten kann innere Konflikte oder Konflikte mit der Familie und dem Freundeskreis auslösen.
- Andere psychische Stressoren sind:
  - Schulwechsel oder neue Peergroup
  - Studienbeginn
  - erste eigene Wohnung
  - Suche nach einer Arbeitsstelle.
- Suizid
  - Die Haupttodesursache US-amerikanischer Jugendlicher und einigen Untersuchungen zufolge wohl auch die Haupttodesursache LGBTQ-Jugendlicher.
  - Sie geben mit dreimal höherer Wahrscheinlichkeit als andere Heranwachsende an, einen Suizid versucht zu haben (The Trevor Project, 2020).

  - Viele psychisch belastete Menschen suchen in den Tagen, Wochen oder Monaten vor dem Suizid ihre:n Gesundheitsdienstleister:in auf – was unterstreicht, wie wichtig es ist, dass Pflegefachpersonen die psychische Verfassung und Lebenszufriedenheit des jungen Menschen ermitteln. Wird die psychische Belastung schnell erkannt, kann rechtzeitig interveniert werden.

14.3.3 Substanzkonsum

Der Konsum gesundheitsschädlicher Substanzen bezieht sich nicht nur auf Tabak, sondern auch auf Alkohol- und Drogenkonsum:

- LGBTQ-Jugendliche rauchen verglichen mit anderen Heranwachsenden mit höherer Wahrscheinlichkeit Tabak.
- In der Adoleszenz kann das Experimentieren mit Substanzen Teil der normalen Entwicklung sein. Substanzen können jedoch zur Selbstmedikation einer Depression missbraucht werden oder um den von Einsamkeit, Zurückweisung und Isolation ausgelösten Schmerz zu lindern.
- Wie bei allen jungen Menschen, geht Alkohol- und Drogenkonsum auch bei LGBTQ-Jugendlichen oft mit destruktivem Verhalten und negativen Auswirkungen einher.
- Marihuana ist die in der Adoleszenz am häufigsten konsumierte illegale Droge; schwule und bisexuelle Männer konsumieren vielleicht auch sog. Club-Drogen. Sie sollen Euphorie erzeugen, soziale Hemmungen abbauen und Sex intensivieren (Ecstasy, Methamphetamine, Ketamine).
- Die Pflegefachperson soll die Person direkt, unvoreingenommen und nichtwertend nach ihrem Drogenkonsum und der Häufigkeit des Konsums fragen.
  - Wer in einem entsprechenden klinischen Setting arbeitet, sollte sich mit den Slang-Begriffen für die verschiedenen Drogenarten vertraut machen.

14.3.4 Sicherheit und Gewalt

In den USA ist Gewalt eine der Hauptursachen der Morbidität und Mortalität von Jugendlichen. Viele LGBTQ-Jugendliche geben ihre persönliche Sicherheit als eine ihrer größten Sorgen an:

- Viele erleben Gewalt, die direkt auf ihre sexuelle Orientierung und Geschlechtsidentität zurückzuführen ist.
- Sie berichten von wiederholten verbalen Angriffen, von Gewaltandrohungen und Körperverletzungen.

- Anhaltendes Mobbing und Viktimisierung können Ängste und Depressionen auslösen, zu frühem Drogen- und Alkoholkonsum und ungeschütztem Sex führen.
- LGBTQ-Jugendliche werden vor allem an Schulen gemobbt und tyrannisiert.

14.3.5 Wohnungslosigkeit

Wenn LGBTQ-Jugendliche obdachlos werden, hat dies meist folgende Ursachen:

- Oft sind es Konflikte mit ihren Eltern, die sich an ihrer sexuellen Orientierung oder Geschlechtsidentität entzünden.
- Manche werden deshalb aufgefordert oder gezwungen, das Haus zu verlassen.
- Andere gehen aus freien Stücken oder weil sie einer häuslichen Situation entkommen wollen, die sie als unsicher empfinden. Sie fühlen sich von verbalen oder körperlichen schwulenfeindlichen Angriffen bedroht oder weil ihre Eltern wollen, dass sie eine Therapie machen, „um heterosexuell zu werden.“ Manche wohnungslose Jugendliche prostituieren sich, um an Essen, Geld, Drogen oder ein Obdach zu kommen.
  - Das erhöht die Gefahr einer HIV-Infektion und für andere sexuell übertragbare Krankheiten.
- Viele wohnungslose Jugendliche versäumen Vorsorgeuntersuchungen und bekommen keine Gesundheitsberatung, weil sie nur bei akuten körperlichen Symptomen professionelle Hilfe suchen.

14.4 LGBTQ-Jugendliche in der stationären Versorgung

Auf der Grundlage eines diversitätssensiblen und umfassenden Assessments entwickeln Pflegefachpersonen und Gesundheitsdienstleister:innen einen Versorgungsplan, der den individuellen Bedürfnissen der LGBTQ-Jugendlichen entspricht. Elementar dafür ist, einen Zugang zu den Patient:innen zu bekommen, der auf Vertraulichkeit sowie einem respektvollen und ehrlichen Umgang in Gesprächen basiert.

14.4.1 Pflegefachperson-Patient:in-Beziehung

LGBTQ-Jugendliche brauchen positive Erlebnisse, damit sie die empfohlenen Vorsorgeuntersuchungen absolvieren und den Übergang ins Erwachsenenalter leichter bewältigen. Bei klinischen Begegnungen besteht das Hauptziel darin, in einen respektvollen, offenen und ehrlichen Dialog mit diesen jungen Menschen einzutreten, da sie sich aus den unterschiedlichsten Gründen unwohl oder beklommen fühlen können:

- Sie möchten nicht in Anwesenheit ihrer Eltern oder Sorgeberechtigten über heikle Themen sprechen.
- Sie nehmen zum ersten Mal allein einen Termin bei einem/einer Gesundheitsdienstleister:in wahr oder kommen ohne elterliche Erlaubnis in die Praxis.
- Weil sie fürchten, geoutet zu werden, widerstrebt es ihnen, ihre sexuelle Orientierung oder Geschlechtsidentität anzugeben.
    - Manchen kann das Outing schwer schaden, denn wenn ihre Familie sie nicht akzeptiert, sind sie in Gefahr, obdachlos oder misshandelt zu werden.
    - Die Pflegefachperson kann den Eltern oder Sorgeberechtigten mit folgender Formulierung klar machen, dass sie mit dem jungen Menschen unter vier Augen sprechen möchte:
        - „Wir werden uns alle gemeinsam über Max‘ Gesundheit unterhalten und in Ruhe alle Fragen beantworten, die Sie oder Max vielleicht haben. Anschließend werde ich mit Max allein reden. Dann treffen wir uns wieder alle zusammen zum Gespräch."
    - Sollte sich die eine oder andere Seite dagegen sträuben, dürfen Pflegefachpersonen auf diesem Punkt bestehen; schließlich sollen Max‘ Selbstverantwortung und Eigenständigkeit gefördert werden.
- LGBTQ-Jugendliche wissen vielleicht nicht, wie und mit welchen Worten sie über ihre Orientierung oder Identität sprechen oder sexuelle Gesundheit thematisieren sollen und fühlen sich unsicher und gehemmt.
    - Manche weichen aus, wenn sie nach gesundheitsrelevanten Einzelheiten oder dem Grund ihres Besuchs gefragt werden.
    - Die Pflegefachperson muss auf LGBTQ-Jugendliche offen und freundlich zugehen, damit sie die notwendigen Informationen erhält. Das geht nur, wenn sie Vertrauen aufgebaut hat.
- Bitte beachten: Alle Jugendliche, ungeachtet ihrer sexuellen Orientierung oder Geschlechtsidentität, setzen sich hin und wieder gesundheitsschädigenden Gefahren aus (manche bereits im Kindesalter).
    - Pflegefachpersonen müssen stets unvoreingenommen und aufgeschlossen bleiben.

Fast Facts

Es ist Aufgabe der Pflegefachperson und des:r Gesundheitsdienstleisters:in, nicht die des jungen Menschen, ein gründliches Assessment durchzuführen und einen Gesundheitsversorgungsplan zu entwickeln, der seinen individuellen Bedürfnissen entspricht.

14.4.2 Vertraulichkeit

LGBTQ-Jugendlichen ist sehr an Vertraulichkeit gelegen. Untersuchungen haben gezeigt, dass viele auf gesundheitliche Versorgung verzichten, weil sie fürchten, die Eltern könnten von ihrem Versuch erfahren, sich wegen ihrer sexuellen Orientierung oder Geschlechtsidentität fachliche Hilfe zu holen.

- Sie fürchten, ihre Identität könnte bekannt werden, ob mit oder ohne Absicht.
  - Auch wenn die Pflegefachperson große Anstrengungen unternimmt, Vertraulichkeit zu wahren, können andere, etwa Assistenzkräfte, Empfangsmitarbeitende oder ärztliche Fachkräfte die Identität des jungen Menschen versehentlich oder absichtlich aufdecken.
- Pflegefachpersonen müssen sich über die jeweils gültigen Rechtsvorschriften und Satzungen informieren, die den Zugang Heranwachsender zu einer vertraulichen Gesundheitsversorgung regeln.
  - Die gesetzlichen Vorschriften, die Einverständnis und Benachrichtigung der Eltern regeln, sind nicht überall gleich.
  - Minderjährige dürfen unter bestimmten Umständen auf eigenen Wunsch und ohne elterliche Erlaubnis behandelt werden:
    - Familienplanung
    - Behandlung einer STD oder HIV-Infektion
    - Notfallversorgung.
- Die Vorgaben in Bezug auf Vertraulichkeit müssen allen bekannt gemacht werden, ebenso die Ausnahmeregelungen, etwa wenn eine minderjährige Person akut suizidgefährdet ist und Behandlung braucht.

Fast Facts

Bitte stets mit der jugendlichen Person klären, welche Informationen an die Eltern weitergegeben werden dürfen und Eltern und Sorgeberechtigte über die Wichtigkeit einer vertraulichen Gesundheitsversorgung informieren.

14.4.3 Zugangsbarrieren

Soziale, soziökonomische und psychologische Faktoren sind für viele LGBTQ-Jugendliche Hindernisse, die ihnen den Zugang zu einer Gesundheitsversorgung erschweren. Dazu gehören:

- LGBTQ-Jugendliche haben Angst, ihre sexuelle Identität oder Geschlechtsidentität könnte ungewollt bekannt werden, wenn sie die Versicherungskarte ihrer Eltern benutzen.
- Viele Krankenversicherungen schicken nach der Inanspruchnahme einer Gesundheitsdienstleistung Werbung ins Haus, was dem Wunsch des jungen Menschen nach Geheimhaltung zuwiderläuft.
- Eine kulturkompetente gesundheitliche Versorgung für LGBTQ-Jugendliche zu finden ist schwierig, da es an Fachkräften fehlt, die LGBTQ-freundlich und auf diese Population spezialisiert sind.
- LGBTQ-Jugendliche, die ihre Identität geheim halten wollen, suchen deshalb möglicherweise öffentliche Ambulanzen und/oder medizinische Versorgungseinrichtungen auf, in denen Menschen ohne Krankenversicherung anonym behandelt werden.
  - Weil sie dort von wechselnden Fachpersonen versorgt werden, kann dies die Vorsorgeuntersuchungen, Impfungen und andere Gesundheitsleistungen erschweren.
- LGBTQ-Jugendliche sind von überdurchschnittlich vielen sozioökonomischen Faktoren betroffen, die ihnen den Zugang zu Gesundheitsversorgung erschweren:
  - Wohnungslosigkeit, Arbeitslosigkeit und fehlende Transportmittel.

14.4.4 Patient:innengespräch

Bei Jugendlichen ist das medizinische Symptom oft nicht der Hauptgrund für den Besuch einer Gesundheitseinrichtung. Die Pflegefachperson soll sich dessen bewusst sein und nachfragen, ob es noch weitere Probleme gibt. Selbst wenn sich der junge Mensch wegen seiner Akne oder einer Erkältung vorstellt, soll sie sich stets erkundigen: „Gibt es sonst noch etwas, was dir Sorgen macht oder was du wissen möchtest? Soll noch etwas anderes untersucht werden, wenn du schon mal hier bist?“ (Makadon et al., 2015).

Sexuelle Orientierung und Geschlechtsidentität offenlegen

Ziel der Fragen nach der sexuellen Orientierung und Geschlechtsidentität ist es, eine inklusive Umgebung herzustellen, in der alle Jugendlichen Fragen stellen können, Hilfe und Unterstützung bekommen und problemlos gesundheitliche Versorgung und medizinische Leistungen erhalten. Wichtige Themen und entsprechende Fragen in einem Anamnesegespräch sind in **Tabelle 14-1** beschrieben. Manche scheuen die Preisgabe ihrer sexuellen Orientierung, weil sie sie

Tabelle 14-1: Das Anamnesegespräch mit Jugendlichen – wichtige Themen und Beispielfragen (Makadon et al., 2015)

Anamnese der sexuellen Aktivitäten	• Hast du Sex mit Frauen, Männern oder beiden? • Es gibt viele Möglichkeiten, mit einer anderen Person sexuell zu verkehren oder intim zu sein – Küsse, Umarmungen, Oralverkehr, Analverkehr, vaginaler Verkehr. Hast du je eine dieser Erfahrungen gemacht? Welche? Mit Männern (Jungen), mit Frauen (Mädchen) oder beiden?
Fragen zur sexuellen Identität und Geschlechtsidentität	• Welchen Begriff soll ich für deine sexuelle Orientierung verwenden? Welches Wort beschreibt sie am besten? Hältst du dich für schwul, lesbisch, bisexuell, heterosexuell (straight) oder etwas anderes oder bist du dir unsicher? • Hast du schon mal mit deinen Eltern, Geschwistern oder einem anderen erwachsenen Menschen, außer mir, darüber gesprochen? Mit befreundeten Personen? Was haben die gesagt? • Junge Leute sind manchmal verwirrt und können ihre Gefühle und Erfahrungen nicht recht einordnen. Das ist ganz normal. Hast du irgendwelche Fragen oder gibt es etwas, was du mit mir besprechen möchtest?
Psychische Gesundheit und Depression	• Warst du in den letzten Wochen mal niedergeschlagen oder deprimiert? Hast du das Interesse an Dingen verloren, die dir sonst Spaß machen? • Hast du je daran gedacht, dich zu verletzen? Hast du dich schon einmal selbst verletzt? Was hast du gemacht? Bitte sag' mir, was passiert ist. • Hast du einen guten Freund, eine gute Freundin als Stütze oder gibt es ein Familienmitglied, das dich unterstützt?
Tabak, Alkohol und andere Substanzen	• Rauchst du derzeit Zigaretten? Wie viele und seit wann? Hast du je versucht, mit Rauchen aufzuhören? Brauchst du Hilfe dafür oder möchtest du mit Rauchen aufhören? • Trinkst du momentan Alkohol? Wie oft? Wie kommst du an den Alkohol und mit wem trinkst du? • Hast du schon mal andere Drogen konsumiert, z. B. Marihuana, Kokain, Ecstasy, GHB, Crystal Meth? Nimmst du z. Z. solche Drogen? Wie oft? Wie kommst du an die Drogen?
Sicherheit und Gewalt	• Fühlst du dich zu Hause und in der Schule sicher? • Wie würdest du dein Zuhause, die Schule und deine Nachbarschaft in Bezug auf LGBTQ-Freundlichkeit beschreiben? Unterstützen sie dich? • Hast du schon mal in der Schule gefehlt, weil du dich nicht sicher gefühlt hast? Bist du schon mal gehänselt worden? Weil du LGBTQ bist?
Soziale Medien	• Nutzt du Soziale Medien, wie Facebook oder X? Wenn ja, bitte erzähl' mir davon. (Wie oft und wofür nutzt du sie? Wissen deine Eltern davon?) • Hast du ein Mobiltelefon? Wofür nutzt du es? Wissen deine Eltern davon? • Woher beziehst du deine Gesundheitsinformationen?

selbst noch nicht vollkommen akzeptiert haben. Egal ob sich jemand als straigth, schwul, lesbisch etc. bezeichnet, stets muss auch nach dem sexuellen Verhalten gefragt werden. Manche Männer beispielsweise, die angeben, heterosexuell oder straight zu sein, haben dennoch sexuelle Beziehungen zu anderen Männern.

14.5 Trans Jugendliche – Überlegungen und Informationen

Nachfolgend werden Aspekte beschrieben, die in der Versorgung trans Jugendlicher Berücksichtigung finden sollten:

- Immer mehr Jugendliche zeigen ihre trans Identität und zwar immer früher.
- Es gibt keine offiziellen, wissenschaftlich erforschten und evaluierten Protokolle für den Einsatz pubertätshemmender Hormonpräparate und gegengeschlechtlicher Behandlungsmaßnahmen bei trans Jugendlichen.
- Die Pflegefachperson spielt eine wichtige Rolle, indem sie den jungen Menschen und die Eltern an eine Fachkraft mit entsprechender Expertise überweist und alle Beteiligten unterstützt.
- Eine diversitätssensible pflegerische Versorgung ist in dieser Zeit zentral wichtig. Sie kann sich im gleichbleibend respektvollen Umgang mit der Person äußern und indem alle angehalten werden, die richtige Anrede zu verwenden und ihre gewünschten Namen in der Krankenakte dokumentiert werden.

Fallbeispiel

Andrea ist eine 15-jährige trans Person (Mann-zu-Frau-Transition). Sie und ihre Eltern wurden in einer Spezialklinik über Hormontherapie aufgeklärt und haben Injektionstechniken gelernt. Heute ist Andrea zur Routineüberwachung und Nachsorge in die Praxis gekommen. Während des Assessments hört eine Assistentin, wie Andrea der Pflegefachperson Fragen zu ihrer Brustentwicklung und den verschiedenen BH-Typen stellt. Bei der körperlichen Untersuchung stellt die Pflegefachperson blaue Flecken an den Einstichstellen fest. Später hört sie auf dem Flur die Assistentin sagen: „Ich versteh' nicht, weshalb sich dieser Junge nach BHs erkundigt. Das ist doch wirklich komisch."

1. Welche Fragen soll die Pflegefachperson Andrea und ihren Eltern stellen und welche Informationen braucht sie?
   a. Wichtig ist vor allem das Assessment von Nebenwirkungen der Hormontherapie und die Frage, welche Veränderungen Andrea aufgrund der Behandlung festgestellt oder gespürt hat.

   b. Bei der körperlichen Untersuchung bemerkt die Pflegefachperson blaue Flecken, die auf eine falsche Injektionstechnik schließen lassen. Sie soll Andrea und den Eltern die richtige Technik erklären und sie bitten, diese Methode zu demonstrieren.
   c. Sie soll sich mit Andrea unterhalten, anhand der oben genannten Fragen ihre psychische und sexuelle Gesundheit ermitteln und die Themen Sicherheit und Gewalt ansprechen.
2. Wie sollte die Pflegefachperson die Situation mit der Assistentin handhaben?
   a. Sie muss ihr den Transitionsprozess erklären und sie darauf hinweisen, dass es wirklich wichtig ist, Andreas Geschlechtsidentität anzuerkennen. Andreas Frage nach dem BH ist typisch für eine weibliche Jugendliche und zeigt, dass sich ihr Körperempfinden normalisiert. Um Andreas Gesundheit und die anderer trans Menschen nicht zu gefährden, muss die Assistentin über kulturkompetente Gesundheitsversorgung informiert und entsprechend geschult werden. Außerdem wäre es wichtig zu erfahren, ob ihre Bemerkung auf Unkenntnis und Unerfahrenheit zurückgeht oder böser Absicht zuzuschreiben ist.
   b. Die Pflegefachperson soll zudem sicherstellen, dass das gesamte Personal über trans Jugendliche unterrichtet ist und weiß, wie man mit ihnen kommuniziert.

Die Gesundheitsbedürfnisse der LGBTQ-Jugend unterscheiden sich kaum von denen anderer Jugendlichen. Die Adoleszenz ist eine herausfordernde Zeit, in der Jugendliche verschiedene Emotionen und körperliche und sexuelle Veränderungen erleben. Viele LGBTQ-Jugendliche bewältigen diese Phase ihrer Entwicklung mit Stärke und Resilienz. Stigmatisierung und Diskriminierung seitens der Familie, des Freundeskreises und der Gesellschaft können diesen entscheidenden Wachstumsschritt jedoch komplizieren. Die Folge davon ist, dass viel zu viele Gewalt erfahren, ihre Wohnung verlieren und an Suizid denken. Beruflich Pflegende können im Leben junger LGBTQ-Menschen eine wichtige Rolle spielen, indem sie ihre einzigartigen Gesundheitsrisiken und Gesundheitsthemen kennen und berücksichtigen und nie vergessen, sie als Individuen zu behandeln.

LGBTQ-Jugendliche pflegen – wichtige Überlegungen

- LGBTQ-Jugendliche sollen sich sicher fühlen und deshalb nicht scheuen, Fragen zu stellen und um Beratung, Unterstützung und Versorgung zu bitten.
- Eine gute Pflegeperson-Patient:in-Beziehung kann nur entstehen, wenn ihnen vor dem Gespräch Vertraulichkeit zugesichert wird.

- Die Gesundheitsrisiken und Anliegen der LGBTQ-Jugend unterscheiden sich kaum von denen anderer Heranwachsender. Stigmatisierung und Diskriminierung aufgrund ihrer sexuellen Orientierung oder Geschlechtsidentität verstärken jedoch die Risiken, erschweren ihnen den Zugang zur Gesundheitsversorgung und setzen sie der erhöhten Gefahr gesundheitlicher Ungleichheit aus.
- Das Experimentieren mit Alkohol und Drogen kann ein normaler Teil der Adoleszenz sein. Für manche LGBTQ-Jugendliche ist der Konsum ein Weg, mit ihrer sexuellen Orientierung oder Geschlechtsidentität zurechtzukommen.
- Viele machen sich große Sorgen um ihre Sicherheit. Sie fürchten sich vor Mobbing, und viele wurden bereits in der Schule, in der Nachbarschaft oder von ihren Angehörigen gemobbt und tyrannisiert.
- Soziale Medien spielen im Leben Jugendlicher eine zunehmend größere Rolle. Pflegefachpersonen sollen sich bewusst sein, dass die Sozialen Medien LGBTQ-Jugendlichen zwar neue Möglichkeiten eröffnen Kontakte zu knüpfen und zu kommunizieren, aber auch zu ihrer Einschüchterung und Bedrohung genutzt werden und Hochrisikoverhalten begünstigen.
- Es ist nicht Aufgabe der Pflegefachperson, LGBTQ-Jugendlichen den richtigen Zeitpunkt für ihr Coming-out zu nennen. Sie soll ihnen vielmehr Unterstützung anbieten und versichern, dass sie bei Bedarf bereit ist, Hilfestellung zu geben.

14.6 Literatur

Makadon, H.J., Mayer, K.H., Potter, J. & Goldhammer, H. (2015). *The Fenway guide to lesbian, gay, bisexual, and transgender health.* American College of Physicians.

Mpofu, J.J., Underwood, M.J., Thornton, J.E., Brener, N.D., Rico, A., Kilmer, G., Harris, W.A., Leon-Nguyen, M., Chyen, D., Lim, C., Mbaka, C.K., Smith-Grant, J., Whittle, L., Everett Jones, S., Krause, K.H., Li, J., Shanklin, S.L., McKinnon, I., Arrey, L., ... Roberts, A.M. (2023). Overview and Methods for the Youth Risk Behavior Surveillance System – United States, 2021. *Morbidity and Mortality Weekly Report Suppl. 2023, 72*(1), 1–12. Available from https://www.cdc.gov/mmwr/volumes/72/su/su7201a1.htm?s_cid=su7201a1_w#print

The Trevor Project. (2020). *National Survey on LGBTQ Youth Mental Health 2021.* Available from https://www.thetrevorproject.org/survey-2021/

Weiterführende Literatur

DeChants, J.P., Green, A.E., Price, M.N. & Davis, C.K. (2021). *Homelessness and Housing Instability Among LGBTQ Youth.* The Trevor Project. Available from https://www.thetrevorproject.org/wp-content/uploads/2022/02/Trevor-Project-Homelessness-Report.pdf

Human Rights Campaign. (n.d.). *LGBTQ+ Youth.* Available from https://www.hrc.org/resources/lgbtq-youth

Human Rights Campaign. (n.d.). *Health & Aging*. Available from https://www.hrc.org/resources/health-aging

ODPHP (Office of Disease Prevention and Health Promotion). (n.d.). *Healthy People 2030. LGBT*. Retrieved January 29, 2021, from https://health.gov/healthypeople/objectives-and-data/browse-objectives/lgbt

15
Erwachsene und ältere Menschen pflegen

LGBTQ-Menschen sind in jedem Alter in Bezug auf ihre psychische und körperliche Gesundheit Ungleichheiten ausgesetzt, wobei das hohe Alter die Sache weiter kompliziert. Diese Personengruppe wurde ihr Leben lang diskriminiert und stigmatisiert – sie ist in einer ganz anderen Zeit aufgewachsen als die heutige LGBTQ-Jugend, die in einer fortschrittlicheren, aufgeschlosseneren Gesellschaft lebt. In diesem Kapitel stehen die spezifischen Gesundheitsbedürfnisse älterer LGBTQ-Menschen im Mittelpunkt und wird aufgezeigt, was Pflegefachpersonen für ihre kulturkompetente Versorgung tun können.

In diesem Kapitel erfahren Sie:

1. mehr über die spezifischen Gesundheitsbedürfnisse und gesundheitlichen Anliegen älterer LGBTQ-Menschen,
2. wie es gelingt, mit ihnen über Gesundheitsthemen zu sprechen,
3. wie sich ihre pflegerische Versorgung verbessern lässt.

15.1 Einführung

Viele betagte LGBTQ-Menschen sind jahrzehntelang diskriminiert und stigmatisiert worden. Nicht wenige mussten ihre sexuelle Orientierung oder Geschlechtsidentität vor ihren Gesundheitsdienstleister:innen, Angehörigen, Angestellten und vor den Behörden verbergen – manche sogar vor sich selbst. Sie haben Zeiten erlebt, in denen sie wegen ihrer sexuellen Orientierung oder Geschlechtsidentität zu Sünder:innen oder Geisteskranken abgestempelt wurden. Die American Psychiatric Society (APA) hat Homosexualität erst 1987 ganz von der Liste krankhafter Störung gestrichen. Manche ältere LGBTQ-Menschen begegnen Gesundheitsfachkräften und dem Gesundheitswesen deshalb mit anhaltendem Argwohn und Misstrauen (Wierz & Nürnberg, 2024).

Ältere LGBTQ-Menschen sind, wie die LGBTQ-Bevölkerung insgesamt, gesundheitlichen Ungleichheiten und zudem altersbedingten Gesundheitsproblemen ausgesetzt. In den USA zählen schätzungsweise ein bis zwei Millionen Menschen zu dieser Personengruppe. Manchmal gelten bereits 50-Jährige als ältere Menschen, für dieses Buch gehen wir von Menschen ab 65 Jahren aus.

Im vorliegenden Kapitel geht es um die physischen und psychischen Erkrankungen betagter LGBTQ-Personen sowie um weitere relevante Themen:

- soziale Isolation
- Depression und Ängste
- Armut
- chronische Erkrankungen
- schlechte Ernährung
- frühzeitige Sterblichkeit
- Wohnen im Alter und Langzeitpflege
- Palliativpflege.

15.2 Soziale Benachteiligungen

Für älteren LGBTQ-Menschen gibt es einige Barrieren, die einer angemessenen Gesundheitsversorgung und sozialen Unterstützung entgegenstehen:

- Sie sind mit höherer Wahrscheinlichkeit unverheiratet oder alleinstehend und haben oft keine Kinder, die sich um sie kümmern könnten.
- Umfragen zufolge wenden sich viele, wenn sie Pflege oder Unterstützung brauchen, an ihre Wahlfamilien (Familien, die aus eng befreundeten Personen bestehen), an LGBTQ-Communitys und religiöse Gruppen, in denen sie akzeptiert werden.
- Finanzielle Unsicherheit und Rechtsfragen sind Themen, die vielen große Sorgen machen.
  - Geringere Einkommen, berufliche Benachteiligungen und Diskriminierung können LGBTQ-Menschen im höheren Lebensalter in finanzielle Schwierigkeiten bringen.
- Sie wurden und werden nach wie vor aufgrund ihrer sexuellen Orientierung und Geschlechtsidentität diskriminiert.
  - Umfragen haben ergeben, dass die meisten ihr Leben lang Diskriminierung und körperlichen und verbalen Angriffen ausgesetzt waren.

- Eine Studie hat belegt, dass LGBTQ-Menschen bei der Suche nach einem Altenheim mehr Schwierigkeiten haben als andere Hochbetagte (weniger Angebote, höhere Preise etc.) (MAP & SAGE, 2010).
- Sie kommen nur mit 20 %iger Wahrscheinlichkeit in den Genuss spezieller Altenhilfen und Vergünstigungen, also deutlich seltener als heterosexuelle Gleichaltrige. Ältere schwule Männer und lesbische Frauen wären in 46 % der örtlichen Seniorenzentren nicht willkommen, wenn dort ihre sexuelle Orientierung bekannt wäre (MAP & SAGE, 2010).

15.3 Gesundheitsfragen und gesundheitliche Ungleichheiten

Dieses Kapitel thematisiert die spezifischen Gesundheitsbedürfnisse älterer LGBTQ-Menschen. Diese Patient:innen sind nicht nur den gleichen gesundheitlichen Ungleichheiten ausgesetzt wie die LGBTQ-Bevölkerung insgesamt, sondern auch noch altersbedingten Gesundheitsrisiken. Welche Gesundheitsprobleme sind besonders zu berücksichtigen?

15.3.1 Kardiovaskuläre Gesundheit

Herz-Kreislauf-Erkrankungen (HKE) sind in den USA die häufigste Todesursache. Der Forschung zufolge weisen LGBTQ-Menschen deutlich mehr spezifische Risikofaktoren auf als die übrige Bevölkerung.

- Schwule Männer konsumieren häufiger Freizeitdrogen, auch das Rauchen erhöht ihr Risiko für eine HKE (Makadon et al., 2015).
- Lesbische Frauen sind häufiger übergewichtig und rauchen häufiger als die übrige weibliche Bevölkerung.
- Auch trans Menschen rauchen häufiger als andere Bevölkerungsgruppen, wobei Studien zufolge auch Sexualhormone das Risiko für eine HKE erhöhen können.

Aufgabe der Pflegefachperson ist es, diese Risikofaktoren zu verändern, indem sie Betroffene aufklärt, berät und an spezifische Gesundheitsförderungsprogramme überweist.

15.3.2 Krebsrisiko

Bei älteren LGBTQ-Menschen können die Risikofaktoren für bestimmte Krebserkrankungen erhöht sein (Kratzer et al., 2024). Die Pflegefachperson muss über die Vor- und Nachteile der verschiedenen Krebsvorsorgemaßnahmen informiert sein und für jede Person einen individualisierten Pflegeplan erstellen.

Analkarzinom

- Ursache ist eine Infektion mit dem humanen Papillomavirus (HPV). Männer die Sex mit Männern haben (MSM) weisen im Vergleich mit der männlichen Allgemeinbevölkerung höhere Infektionsraten auf.
- Risikofaktoren
  - rezeptiver Analverkehr
  - tiefster CD4-Zählwert
  - eine höhere HIV-Virenlast.

Zervixkarzinom

- Lesbische Frauen haben verglichen mit heterosexuellen Frauen signifikant niedrigere Zervix-Screeningraten.
- Wie das Analkarzinom wird ein Zervixkarzinom durch die Infektion mit dem HPV verursacht. Bei vielen lesbischen Frauen ist die Gefahr eines Zervix-Karzinoms weiterhin gegeben, da sie vielleicht irgendwann in ihrem Leben Geschlechtsverkehr mit einem Mann gehabt haben.
- Den Leitlinien der U.S. Preventive Services Task Force (USPSTF) zufolge können die meisten Frauen ab 65 Jahren das Screening auf ein Zervix-Karzinom einstellen, wenn der Pap-Abstrich dreimal in Folge negativ war (USPSTF).

Prostatakarzinom

- Schwule und bisexuelle Männer haben keine höhere Prostatakarzinom-Inzidenz als die männliche Allgemeinbevölkerung; das Prostatakarzinom ist jedoch die am zweithäufigsten tödliche Krebsart.
- Ein Prostatakarzinom kann die sexuelle Gesundheit schwuler und bisexueller Männer anders beeinträchtigen als die der heterosexuellen Männer.
  - Beim rezeptiven Analverkehr ist die Prostata an der sexuellen Reaktion beteiligt.
  - Schwule und bisexuelle Männer sollen, wenn über Behandlungsoptionen gesprochen wird, über die Folgen für ihre sexuelle Gesundheit aufgeklärt werden (Makadon et al., 2015; U.S. Preventative Services Task Force, 2018).

Brustkrebs

- Das Alter ist der größte Risikofaktor für Brustkrebs.
  - Andere Risiken können Brustkrebs in der Familienanamnese, Adipositas und das Rauchen sein.
- Auch Frauen, die nie ein Kind geboren haben, sind stärker brustkrebsgefährdet.
- Derzeit wird Frauen im Alter zwischen 50 und 74 alle zwei Jahre eine Mammographie empfohlen (gesund.bund.de, 2022).

Krebs in Zusammenhang mit HIV

- Betagte Menschen, die mit einer HIV-Infektion leben, können erhöhte Raten des Kaposi-Sarkoms, des Lymphoms und anderer Krebsarten aufweisen (Deutsche Gesellschaft für Hämatologie und Onkologie, 2023).

Krebsvorsorge bei trans Menschen

- Sie sollen über die für ihr biologisches Geschlecht typischen Krebsarten und Risikofaktoren aufgeklärt werden.
  - Beispiel: trans Frau: Eine bei ihrer Geburt männliche Person ist nach ihrer Transition zur Frau, wenn die Prostata nicht entfernt wurde, gefährdet, ein Prostatakarzinom zu entwickeln.
  - Beispiel: trans Mann: Eine bei ihrer Geburt weibliche Person ist nach ihrer Transition zum Mann, wenn die weiblichen Geschlechtsorgane nicht oder nicht vollständig entfernt wurden (z. B. noch Reste von Brustgewebe vorhanden sind) gefährdet, ein Uteruskarzinom oder Brustkrebs zu entwickeln.

Fast Facts

Alternde trans Menschen können die ihrem biologischen Geschlecht entsprechenden Gesundheitsprobleme haben und viele werden Hilfe brauchen, um mit diesen Erkrankungen zurecht zu kommen.

15.3.3 Sexuelle Gesundheit

Sexualfunktion und sexuelle Gesundheit sind wesentliche Aspekte, die bei der Pflege älterer LGBTQ-Menschen thematisiert werden müssen:

- Vielen hilft es sehr, wenn zur Regelversorgung auch eine Sexualanamnese und Beratung zur Risikoreduzierung gehören.
  - Sie sollen in Abhängigkeit von ihrem persönlichen Risikoverhalten in regelmäßigen Abständen auf HIV und andere STIs untersucht werden.

15.3.4 Psychische Gesundheit

Die psychische Gesundheit älterer LGBTQ-Menschen wurde bislang kaum erforscht. Da sich diese Population aber ihr Leben lang mit Vorurteilen, Gewalt und internalisierter Homophobie auseinandersetzen musste, ist sie vermutlich stärker depressions- und suizidgefährdet und anfälliger für Substanzmissbrauch als andere Personen dieser Altersgruppe.

Substanzkonsum

- Studien haben belegt, dass sie mit höherer Wahrscheinlichkeit rauchen und exzessiv Alkohol trinken als die übrige Bevölkerung.

Altern

- Viele fürchten, in Gesundheitseinrichtungen, im Erwerbsleben und in der Langzeitpflege diskriminiert zu werden (Zeyen et al., 2020).
- Einer Umfrage zufolge befürchtet ein Drittel der alternden lesbischen Frauen und schwulen Männer Vorurteile und bezeichnet Vorurteile als ihre größte Sorge (Makadon et al., 2015).

Isolation und Unterstützung

- Viele LGBTQ-Menschen leben im Alter in einer Wahlfamilie oder haben keine traditionelle Familie, die sie unterstützt und ihre altersspezifischen Bedürfnisse erfüllt.
  - Wahlfamilie: Mit diesem Begriff werden diverse Familienstrukturen beschrieben, nämlich das Zusammenleben befreundeter oder partnerschaftlich verbundener Menschen und/oder sich nahestehender Personen, die weder biologisch noch juristisch miteinander verwandt sind (MAP & SAGE, 2010).
  - Umfragen haben ergeben, dass schwule und bisexuelle Männer mit doppelt so hoher Wahrscheinlichkeit alleine leben als heterosexuelle. Bei lesbischen und bisexuellen Frauen ist die Wahrscheinlichkeit, allein zu leben, um ein Drittel erhöht (Makadon et al., 2015).
- Viele betagte LGBTQ-Menschen sind kinderlos.
- Oft sind ihre Familienbeziehungen belastet oder abgebrochen, weil die Angehörigen ihre sexuelle Orientierung oder Geschlechtsidentität nicht unterstützen oder nicht akzeptieren.
- Beruflich Pflegende müssen wissen, dass diese Population in Gefahr ist, isoliert zu werden und zu vereinsamen. Sie sollen die Wahlfamilien in die Betreuung

einbeziehen, damit der alte LGBTQ-Mensch bei Entscheidungen und beim Verfassen seiner Patient:innenverfügung unterstützt wird.

Fast Facts

Ältere LGBTQ-Menschen sind mit höherer Wahrscheinlichkeit alleinlebend und kinderlos. Sie verlassen sich, wenn sie Unterstützung brauchen, eher auf ihre Wahlfamilien und auf ein Netzwerk befreundeter Personen.

15.4 Pflege am Ende des Lebens

Ältere LGBTQ-Menschen haben am Lebensende und in der Palliativpflege oft sehr komplexe Bedürfnisse. Sie haben viele Jahre mit internalisierter Homophobie, Minderheitenstress und Stigmatisierung gelebt, und das kann in dieser Zeit ihre psychische Gesundheit belasten.

Manche fürchten, von ihren Angehörigen diskriminiert zu werden oder sich von ihrer Familie zu entfremden, wenn sie nahe am Lebensende ihre sexuelle Orientierung oder Geschlechtsidentität offenbaren.

Pflegefachpersonen müssen wissen, dass dem hinterbliebenen Teil des Paars manchmal die Berechtigung zur Trauer aberkannt wird (*disenfranchised grief*). Dieses Phänomen tritt auf, wenn Familienangehörige, Gesundheitsdienstleister:innen und Rechtssysteme die Bedürfnisse der hinterbliebenen Person, die Teil des Paars gewesen ist, ignorieren oder vergessen. War das Paar nicht rechtswirksam verheiratet, kann sie z. B. von medizinischen Entscheidungen, von den Bestattungsvorbereitungen und der Nachlassplanung ausgeschlossen werden.

15.5 Patient:innenverfügungen

- In den USA sind gleichgeschlechtliche Ehen seit 2016 zwar gesetzlich erlaubt, dennoch gibt es ältere LGBTQ-Personen, die keinen nahestehenden Menschen haben oder nicht mit ihm verheiratet sind.
- Patienten:innenverfügungen sind die schriftlich niedergelegten Wünsche einer Person bezüglicher medizinischer Behandlungsmaßnahmen, des Verzichts auf Wiederbelebung sowie der Übertragung der Entscheidungsvollmacht in Gesundheitsangelegenheiten.

Fast Facts

Sprechen Sie mit älteren LGBTQ-Menschen über ihre Patient:innenverfügung. Im Falle der Entscheidungsunfähigkeit können sie nämlich von Gesetzen betroffen sein, die ihre Wahlfamilie oder die Person, mit der sie partnerschaftlich verbunden sind, von medizinischen Entscheidungen ausschließen oder ihnen das Besuchsrecht verweigern.

Das Department of Health and Human Services hat 2011 bestimmt, dass alle Einrichtungen von Medicare (ein Gesundheitsversorgungsprogramm in den USA für Menschen im höheren Alter und mit Behinderungen, Anm. d. Hrsg.) den Patient:innen das Recht einräumen müssen, zu bestimmen, wer sie besuchen und wer stellvertretend für sie medizinische Entscheidungen treffen darf und zwar ungeachtet ihrer sexuellen Orientierung, Geschlechtsidentität und der Zusammensetzung ihrer Familien.

Pflegefachpersonen müssen ältere LGBTQ-Menschen über Patient:innenverfügungen beraten und dabei die aktuelle Gesetzeslage berücksichtigen.

Fallbeispiel

Rose ist eine 67-jährige alleinlebende lesbische Frau. Sie kam in die Notaufnahme, weil sie in ihrer Wohnung gestürzt war und die Hüfte gebrochen hatte. Sie wurde operiert und wartet nun auf einen Platz in einer speziellen Reha-Einrichtung. Die Entlassung wurde jedoch durch ihren früheren Alkoholabusus kompliziert, der auch den Sturz mit verursacht hatte.

Nach ihrem Alkoholkonsum gefragt, gab Rose an, sie habe 25 Jahre lang in einer heterosexuellen Ehe gelebt und in der Zeit heimlich getrunken, um ihre Schuldgefühle zu lindern, weil sie sich zu Frauen hingezogen fühlte. Jetzt trinkt sie, um sich nicht so einsam zu fühlen; nach der Scheidung war es ihr nämlich nicht gelungen, eine Langzeitbeziehung mit einer Frau einzugehen (Rowan, 2012, adaptiert).

Rose erkundigt sich bei der zuständigen Fallmanagerin, ob die Reha-Einrichtung über ihr Lesbisch-Sein informiert werden muss oder Geheimhaltung möglich ist. Nach Einzelheiten gefragt, gibt Rose an, sie fürchte eine Ungleichbehandlung, wenn das Personal diesbezüglich informiert wäre.

1. Welche weiteren Fragen soll die Fallmanagerin oder das Gesundheitsteam Rose stellen?
   a. Es wäre hilfreich, mehr darüber zu erfahren, wie Rose ihre Sexualität empfindet und weshalb sie sich vor dem Aufenthalt in der Reha-Einrichtung

fürchtet. Die Fallmanagerin könnte zusammen mit Rose versuchen, ein LGBTQ-freundliches Haus zu finden, sich nach den dort geltenden Leitlinien erkundigen und weitere Informationen sammeln. Viele betagte LGBTQ-Menschen brauchen eine Person, der sie ihre Geschichte erzählen können, die zuhört und ihre Erfahrungen validiert. Vielleicht hilft es Rose, sich zu akzeptieren, wenn das Krankenhauspersonal zeigt, dass es ihre Sexualität wertschätzt und respektiert.

   b. Eine Fachkraft für Soziale Arbeit und eine ärztliche Fachkraft für Psychiatrie sollten Rose aufsuchen. Sie könnten Rose helfen, ihr Alkoholproblem in den Griff zu bekommen, sich mit ihrer Sexualität zu versöhnen und eine örtliche Selbsthilfegruppe ausfindig zu machen.

2. Wie soll die Fallmanagerin mit Rose über die Offenlegung ihrer Sexualität kommunizieren?
   a. Sie soll Rose klar sagen, wozu ihre persönlichen Informationen genutzt oder der aufnehmenden Einrichtung mitgeteilt werden und welche Fragen ihr dort möglicherweise gestellt werden.
   b. In dieser Situation wäre es Rose eine Hilfe, wenn sich die Pflegefachperson erkundigte, wie die Reha-Einrichtung mit persönlichen Informationen umgeht und welche Datenschutzbestimmungen dort gelten. Sie könnte beispielsweise fragen, ob das gesamte Team ihre Krankenakte einsehen kann oder nur die für Rose zuständigen Pflegefachpersonen. Die Leitung des Hauses soll möglichst klar und deutlich erklären, wie dort vertrauliche Angaben geschützt werden und ob persönliche Informationen der Patient:innen vertraulich bleiben, auch Informationen über ihre sexuelle Orientierung und Geschlechtsidentität. Genaue Informationen darüber, wie die Vertraulichkeit der Informationen und Diskretion garantiert werden, fördern die Sicherheit und zeigen Betroffenen, dass sie respektiert werden und nicht fürchten müssen, indiskret befragt oder belästigt zu werden.
   c. Bitte nicht vergessen: Rose hat in einer Zeit gelebt, in der Diskriminierung üblich war und verarbeitet jetzt ihre sexuelle Identität. Deshalb überrascht es nicht, dass sie defensiv reagiert oder beunruhigt ist und Fragen nach ihrer Identität ungern beantwortet – fürchtet sie doch, die Antwort könnte ihre Versorgung oder Behandlung beeinträchtigen. Aufgabe der Fallmanagerin und anderer Fachkräfte im Pflegeteam ist es, sicherzustellen, dass Rose eine Einrichtung wählen kann, in der sie sich sicher und respektiert fühlt.
3. Was können Pflegefachpersonen tun, damit Rose während ihres stationären Aufenthalts kulturkompetent versorgt wird?

a. Sie müssen Verständnis dafür haben, dass Rose noch nicht offen über ihre Sexualität und sexuelle Aspekte ihres Lebens sprechen will.
b. Sie dürfen Rose nicht ohne ihre vorab erteilte Erlaubnis öffentlich als „LGBTQ“ oder „Lesbe“ bezeichnen. Das ist besonders in Gruppensettings wichtig, etwa in Seniorenzentren, Tageskliniken oder Unterstützungsgruppen/Selbsthilfegruppen. Es mag zwar viele LGBTQ-Menschen geben, die sich ganz selbstverständlich und überall als solche outen, dennoch gilt, dass das Pflegepersonal Rose nicht ohne ihre Zustimmung outen darf.
c. Sie sollen Rose unterstützen, falls sie sich als LGBTQ identifiziert. Wenn sich ein älterer Mensch selbst so bezeichnet (besonders wenn er dabei nervös wirkt oder sich offensichtlich unwohl fühlt) hilft es ihm, affirmiert zu werden (z.B. „Danke, dass Sie mir das erzählen ...“, oder „Ich weiß es zu schätzen, dass Sie mich darüber informieren ...“).
d. Sie sollen die ganze Persönlichkeit in den Blick nehmen. Roses‘ sexuelle Orientierung und Geschlechtsidentität sind nur zwei Aspekte ihrer Persönlichkeit. Es baut Vertrauen auf, wenn sich die Pflegefachperson nach den Hobbys, dem Freundeskreis und den Interessen der betagten LGBTQ-Person erkundigt. Sexuelle Orientierung und Geschlechtsidentität sind zwar von Bedeutung, sollen jedoch nicht das einzige Gesprächsthema sein.

Kasten 15-1: Kommunikation – Tipps und Strategien

- Pflegefachpersonen in allen Praxissettings sollen keine Vorannahmen über die sexuelle Orientierung oder Geschlechtsidentität einer Person haben.
- Ältere Menschen müssen nach ihrer sexuellen Orientierung und Geschlechtsidentität gefragt werden.
  - Bitte nicht annehmen, dass alle Menschen heterosexuell sind und nicht alle entsprechend behandeln. Das entwertet die Kämpfe, die ältere LGBTQ-Personen möglicherweise ausfechten mussten.
- Erleichtern Sie LGBTQ-Personen das Gespräch über ihre Familienmitglieder oder ihr Unterstützungssystem indem Sie offene Fragen stellen: „Wen betrachten Sie als Ihre Familie? Wer ist Ihnen wichtig im Leben?“
- Sichern Sie Vertraulichkeit zu.
- Bitte erklären, weshalb Sie fragen und die Person daran erinnern, dass diese Fragen allen gestellt werden. Normalisieren Sie die Sache.
- Bitte feinfühlig sein und Verständnis dafür haben, dass viele LGBTQ-Personen nie die Möglichkeit hatten zu heiraten oder nicht dachten, noch zu ihren Lebzeiten diese Möglichkeit zu bekommen.

- Fragen Sie nach ihren sexuellen Aktivitäten und stellen Sie keine altersbezogenen Vermutungen an.
- Informieren Sie Betroffene über örtliche Unterstützungsangebote oder überweisen Sie sie an Selbsthilfegruppen und Einrichtungen für psychisch kranke Menschen.
- Statten Sie Ihr Praxissetting mit Plakaten, Info-Material und Symbolen aus, die signalisieren, dass die Einrichtung inklusiv und LGBTQ-freundlich ist.

Ältere LGBTQ-Personen haben die gleichen Gesundheitsbelastungen wie andere Menschen im Alter, darüber hinaus aber auch spezifische soziale, körperliche und psychische Bedürfnisse. Oft sind sie in Gesundheitseinrichtungen unsichtbar, weil es ihnen schwerfällt, ihre sexuelle Orientierung oder Geschlechtsidentität offenzulegen. Beruflich Pflegende können die Umgebung inklusiv gestalten und dafür sorgen, dass sich jede ältere LGBTQ-Person dort willkommen fühlt (**Kasten 15-1**). Viele haben zwar die hier genannten negativen Erfahrungen gemacht und sind den hier erwähnten Ungleichheiten ausgesetzt, dennoch sei daran erinnert, dass sie oft gut in ihre Familien, in ihren Freundeskreis und ihre Unterstützungssysteme eingebunden sind und ein gesundes Leben führen. Pflegefachpersonen haben den Auftrag dafür zu sorgen, dass ältere LGBTQ-Menschen überall kulturkompetent gepflegt und versorgt werden können.

15.6 Literatur

Deutsche Gesellschaft für Hämatologie und Medizinische Onkologie. (2023). *Kaposi-Sarkom*. Verfügbar unter https://www.onkopedia.com/de/onkopedia/guidelines/kaposi-sarkom/@@guideline/html/index.html#:~:text=Nachdem%20das%20erworbene%20Immunschwächesyndrom%20(AIDS)

gesund.bund.de. (2022). *Brustkrebs*. Verfügbar unter https://gesund.bund.de/brustkrebs

Kratzer, T.B., Star, J., Minihan, A.K., Bandi, P. Gary, M., Riddle-Jones, L., Giaquinto, A.N., Islami, F., Jemal, A. & Siegel, R.L. (2024). Cancer in people who identify as lesbian, gay, bisexual, transgender, queer, or gender-nonconforming. *Cancer*, *130*(17), 2948–2967. Verfügbar unter https://acsjournals.onlinelibrary.wiley.com/doi/abs/10.1002/cncr.35355

Makadon, H.J., Mayer, K.H., Potter, J. & Goldhammer, H. (2015). *The Fenway guide to lesbian, gay, bisexual, and transgender health*. American College of Physicians.

MAP (LGBT Movement Advancement Project) & SAGE (Services and Advocacy for Gay, Lesbian, Bisexual and Transgender Elders). (2010). *Improving the Lives of LGBT Older Adults*. Available from https://www.lgbtmap.org/file/improving-the-lives-of-lgbt-older-adults-large-print.pdf

Rowan, N. (2012). Older lesbian adults and alcoholism: A case study for practitioners. *Journal of Geriatric Care Management*, *22*(1), 19–24. Available from https://www.aginglifecare.org/common/Uploaded%20files/Journal%20Files/GCM_journal_april2012.pdf

U.S. Preventative Services Task Force. (2018, May 8). *Prostate cancer: Screening.* Available from https://www.uspreventiveservicestaskforce.org/uspstf/recommendation/prostate-cancer-screening

Wierz, V. & Nürnberg, M. (Hrsg). (2024). *LSBTI* in Pflege und Medizin. Grundlagen und Handlungsempfehlungen zur Versorgung queerer Menschen.* Thieme.

Zeyen, T.-L., Lottmann, R., Brunnett, R. & Kriegelmann, M. (2020). *LSBTIQ und Alter(n). Ein Lehrbuch für Pflege und Soziale Arbeit.* V&R.

Weiterführende Literatur

Fenway Health. (2024). *Welcome to the LGBTQIA+ Aging Project.* Available from https://fenwayhealth.org/the-fenway-institute/lgbtqia-aging-project/

Krüger, P., Pfister, A., Ender, M. & Mikolasek, M. (2023). *Gesundheit von LGBT-Personen in der Schweiz.* Nomos.

National Cancer Institute. (n.d.). *HIV infection and cancer risk.* Available from https://www.cancer.gov/about-cancer/causes-prevention/risk/infectious-agents/hiv-fact-sheet

SAGE (Advocacy & Services for LGBTQ+ Elders). (2023). *Inclusive questions for older people: A practical guide to collecting data on sexual orientation and gender identity.* Available from https://lgbtagingcenter.org/wp-content/uploads/2024/06/SAGE-SOGI-Guide-Jun24-Final.pdf

SAGE (Advocacy & Services for LGBTQ Elders). (2024). *National Resource Center on LGBTQ+ Aging. The first and only resource center dedicated to improving the lives of LGBTQ+ older adults.* Available from https://www.sageusa.org/what-we-do/national-resource-center-on-lgbt-aging/

Zeyen, T.-L., Lottmann, R., Brunnett, R. & Kriegelmann, M. (2020). *LSBTIQ und Alter(n). Ein Lehrbuch für Pflege und Soziale Arbeit.* V&R.

Teil IV:

Ressourcen für Pflegende und Gesundheitsorganisationen

16
Inklusive Umgebungsgestaltung

Die Betreuungsumgebung beeinflusst, wie LGBTQ-Personen ihre Gesundheitsversorgung insgesamt erleben. Alle Menschen, besonders aber LGBTQ-Personen, wünschen sich für ihre Gesundheitsbedürfnisse eine Umgebung, in der sie sich willkommen und respektiert fühlen. Eine inklusive Umgebung zu gestalten, ist weder schwierig noch teuer. Was es für diese Aufgabe allerdings braucht, ist der Wille, Diversität und Inklusion in den Blick zu nehmen und aktiv zu fördern. In diesem Kapitel finden Pflegefachpersonen und Gesundheitsorganisationen die für eine LGBTQ-inklusivere Umgebungsgestaltung nötigen Informationen und Strategien.

In diesem Kapitel erfahren Sie:
1. welche Strategien helfen, eine inklusive Betreuungsumgebung zu gestalten,
2. wie wichtig für LGBTQ-Menschen inklusive und einladende Räume sind,
3. welche Barrieren ihnen den Zugang zu Gesundheitsleistungen erschweren.

LGBTQ-Personen brauchen eine inklusive medizinische Versorgung und das Signal, dass sie willkommen sind. Stellen Sie sich vor, lesbisch zu sein und in ein Wartezimmer zu kommen, das voller Broschüren, Magazine und Poster ist, die nur heterosexuelle Paare abbilden. Sie erhalten ein Aufnahmeformular, das nur die Optionen ledig oder verheiratet vorsieht; doch dieser Punkt bringt Sie in Bedrängnis, weil Sie in einer Langzeitbeziehung mit einer Frau leben. Inzwischen sind zwar gleichgeschlechtliche Ehen möglich, Sie selbst haben aber noch nicht geheiratet. Sie wissen nicht, wie die Praxisangestellten und der:die Gesundheitsdienstleister:in reagieren werden und fragen sich besorgt, was Sie auf dem Formular angeben sollen. Beruflich Pflegende müssen wissen, dass diese Situation keine Ausnahme ist, vielmehr ein Beispiel aus dem Alltag von LGBTQ-Personen, die Gesundheitsversorgung in Anspruch nehmen möchten, und ein Beispiel für ihre damit verbundenen Ängste. Tatsache ist und Studien bestätigen es, dass sich viele in Gesundheitseinrichtungen nicht berücksichtigt und nicht willkommen fühlen oder sich scheuen, dort ihre sexuelle Orientierung oder Geschlechtsidentität offenzulegen.

Die Unsichtbarkeit der LGBTQ-Population kann verheerende Auswirkungen auf Gesundheit und Wohlbefinden dieser Personengruppe haben. In den letzten Jahren wurden Gesundheitsorganisationen und Einzelpersonen zahlreiche Ressourcen zur Verfügung gestellt, die helfen, eine Umgebung zu gestalten, in der LGBTQ-Personen ihre gesundheitliche Versorgung und Pflege als inklusiver erleben.

16.1 Die Joint Commission on Accreditation of Healthcare Organizations (JCAHO)

Die JCAHO, eine US-amerikanische Organisation zur Evaluierung und Zertifizierung von Gesundheitseinrichtungen, hat zwei Bedingungen festgelegt, die speziell die gesundheitliche Versorgung von LGBTQ-Personen und ihre Betreuungsumgebung verbessern sollen. Erfüllt ein Krankenhaus diese beiden Bedingungen nicht, kann es sich auch nicht um eine Akkreditierung durch die Joint Commission bewerben. Die Akkreditierung ist wichtig, da den Krankenhäusern andernfalls die Behandlungskosten nicht erstattet werden. Die beiden Bedingungen sind Teil des Leitbilds (The Joint Commission, 2011):

- „Das Krankenhaus respektiert, schützt und fördert die Patientenrechte.“
- „Das Krankenhaus erlaubt einem Familienmitglied, einer befreundeten oder anderen Person, die hier stationär behandelte Person während ihres Aufenthalts zu besuchen, um sie emotional zu unterstützen.“
- „Das Krankenhaus verbietet jede Diskriminierung aufgrund des Alters, der ethnischen Herkunft, Religion, Kultur und Sprache, der körperlichen oder geistigen Behinderung, des sozio-ökonomischen Status, des Geschlechts, der sexuellen Orientierung und Geschlechtsidentität.“

Fast Facts

Der Joint Commission zufolge müssen Organisationen zwei Anforderungen erfüllen, um sich für die gesundheitliche Versorgung von LGBTQ-Menschen zu qualifizieren: Sie müssen ihnen gestatten, von Personen ihrer Wahl besucht zu werden sowie sexuelle Orientierung und Geschlechtsidentität in ihre Antidiskriminierungsrichtlinien aufnehmen.

Diese beiden Anforderungen bilden das Fundament für alle Maßnahmen, die der LGBTQ-Person den Krankenhausaufenthalt erleichtern sollen. Früher war der Krankenbesuch nur nahen Angehörigen gestattet, was Menschen benachteiligte, die mit der gleichgeschlechtlichen Person an ihrer Seite nicht verheiratet waren oder primär vom Freundeskreis unterstützt wurden, nicht von ihren biologischen Familien. Die zweite Anforderung bedeutet, dass LGBTQ-Personen Anspruch auf Gleichbehandlung haben. Obwohl diese Bestimmungen bereits gelten, müssen Pflegefachpersonen und Gesundheitsorganisationen aktiv werden und die zu einer LGBTQ-inkludierenden Umgebungsgestaltung erforderlichen Schritte tun. Im Folgenden werden die einzelnen Maßnahmen beschrieben. Diese betreffen die Themen Antidiskriminierungsrichtlinien, Pflege und Dienstleistungen, die räumliche Umgebung, das gesellschaftliche Engagement, LGBTQ-Personen als Angestellte sowie Pflegefachpersonen in Führungspositionen,

16.1.1 Antidiskriminierungsrichtlinien

Die Antidiskriminierungsrichtlinien umfassen:
- Die Richtlinien müssen ausdrücklich auch auf das Verbot von Diskriminierung aufgrund der sexuellen Orientierung, der Geschlechtsidentität und des Geschlechtsausdrucks hinweisen.
- Die Antidiskriminierungsrichtlinien sollen an viel frequentieren Orten ausgehängt sein oder aufliegen und auf der Website der Organisation leicht auffindbar sein.
- Die Joint Commission verlangt diese Maßnahmen von allen Organisationen, die bezüglich des gleichberechtigten Zugangs zu Gesundheitsversorgung zu den Besten gehören wollen (Health Equality Index Leader).
- Die Organisation braucht ein klar definiertes und spezifisches Meldesystem für Fälle von Diskriminierung sowie Richtlinien für den Umgang mit solchen Vorkommnissen.
- Die Organisation muss ein für alle geltendes Besuchsrecht entwickeln und aufrechterhalten.

16.1.2 Pflege und Dienstleistungen

Die Anforderungen zu den Pflege- und Dienstleistungen beinhalten:
- Das gesamte Personal soll Schulungen absolvieren, damit es LGBTQ-Menschen bejahend (engl. „affirmative“, Anm d. Hrsg.) und diversitätskompetent versorgen kann.
  - Die Schulungsmethoden sollen abwechslungsreich sein.

  - Die Schulung und das Schulungsmaterial sollen stets auf dem neuesten Stand sein.
  - Die Gesundheitsorganisation soll sicherstellen, dass neu hinzukommende Mitarbeiter:innen und das Stammpersonal regelmäßig über aktuelle Entwicklungen informiert werden.
- LGBTQ-Personen sollen spezifische Dienstleistungen und Programme angeboten werden, die ihre besonderen Bedürfnisse erfüllen.
  - Unterstützungs- oder Selbsthilfegruppen, HIV- und STD-Screenings, Prävention und Behandlung dieser Erkrankungen sowie Transgender-Gesundheitsprogramme.
- Zur Verbesserung des gesundheitlichen Allgemeinzustands der LGBTQ-Population sollen Aufklärungsprogramme und Gesprächsrunden angeboten werden.
- Pflegekräfte sollen eine Liste LGBTQ-freundlicher Anbieter spezieller Dienstleistungen anlegen und aktuell halten, damit sie Betroffene bei Bedarf an diese Stellen überweisen können.
- Patient:innenanmeldeformulare und Anamnesefragebögen müssen inklusiv sein und auch die Beziehungen, Identitäten und Familien von LGBTQ-Personen berücksichtigen.
  - Die Anmeldung ist eine gute Gelegenheit zu signalisieren, dass sie hier anerkannt werden und willkommen sind.
  - Enthalten die Anmeldeformulare der Einrichtung auch Fragen zur sexuellen Orientierung und Geschlechtsidentität?
    - Falls nicht, weshalb?
    - Untersuchungen in ländlichen und städtischen Settings haben gezeigt, dass die Leute, ob LGBTQ-Person oder nicht, Fragen zur sexuellen Orientierung und Geschlechtsidentität bereitwillig beantworten.
  - Viele trans Menschen haben während ihrer Transition einen Personalausweis oder eine Versicherungskarte mit ihrem alten Namen. Um Kommunikationspannen zu verhindern, sollen sie Gelegenheit haben, ihre gewünschten Namen und Pronomen mitzuteilen. Alle Pflegefachpersonen sollen im Umgang mit dieser Information geschult werden.
  - Bitte sicherstellen, dass die Fragen transgender-inklusiv sind und auch diverse Körper vorsehen.
    - Gibt es Fragen für Bereiche, die „Nur für Frauen" gelten? Solche Fragen müssen alle beantworten, damit wichtige Informationen nicht unterschlagen oder übersehen werden.

- Demographischen Daten zur sexuellen Orientierung und Geschlechtsidentität der sollen ebenfalls gesammelt werden.
  - Das ist eine Empfehlung der Institutes of Medicine und der Joint Commission.
  - Diese Informationssammlung hilft Gesundheitsorganisationen, klinische Daten hochzurechnen, mit dem Ziel, die Patient:innenzufriedenheit und Pflegequalität zu verbessern.
  - Bitte sicherstellen, dass die Daten und Privatsphäre aller Patient:innen streng geschützt sind.

16.1.3 Räumliche Umgebung

Die Anforderungen in Bezug auf die räumliche Umgebung beinhalten:
- In den Wartezimmern Broschüren und/oder Zeitschriften mit LGBTQ-Themen auslegen und entsprechende Poster anbringen.
- Unisex-Toiletten anbieten oder Regelungen entwickeln, die es trans Menschen ermöglichen, eine ihrer Geschlechtsidentität entsprechende Toilette zu benutzen.
- Die räumliche Umgebung soll möglichst ganzheitlich betrachtet werden.
  - Können sich LGBTQ-Personen hier repräsentiert fühlen?
  - Entsteht gleich beim Eintreten das Gefühl, willkommen zu sein?

Fast Facts

Die Schaffung eines LGBTQ-inkludierenden Umfelds betrifft die räumliche Umgebung sowie die elektronische Patient:innenakte, sie erfordert Personalschulungen und das aktive Eingreifen der Führungskräfte.

16.1.4 Gesellschaftliches Engagement

Gespräche mit der örtlichen LGBTQ-Community erleichtern die Gestaltung einer inklusiven und einladenden Umgebung und sind deshalb sehr wichtig. Wenn LGBTQ-Personen feststellen, dass Pflegefachpersonen und andere Gesundheitsdienstleister:innen Teil ihrer Gemeinschaft sein möchten, werden sie das positiv vermerken und sich daran erinnern, wenn sie Gesundheitsversorgung in Anspruch nehmen müssen.

Gesundheitsorganisationen können:
- Veranstaltungen der LGBTQ-Community sponsern oder ausrichten,

- LGBTQ-Gedenktage beachten und feiern:
  - Coming Out Day
  - Transgender-Day of Remembrance (Tag der Erinnerung an die Opfer von Trans-Feindlichkeit)
  - Welt-AIDS-Tag.
- Sie können Begegnungen mit der örtlichen LGBTQ-Community organisieren, um sie besser kennenzulernen und zu erfahren, wie es LGBTQ-Personen ergeht, wenn sie in die Einrichtung kommen,
- in ihren Werbe- und Schulungsmaterialien, Websites und Broschüren LGBTQ-Menschen abbilden.

16.1.5 LGBTQ-Personen als Angestellte

Folgende Maßnahmen unterstützen LGBTQ-Personen im Arbeitsleben:

- Wenn eine Gesundheitsorganisation ihr LGBTQ-Personal fairer behandeln und ein inklusives Arbeitsumfeld schaffen will und dann die entsprechenden Schritte tut, profitiert die gesamte Belegschaft davon.
- Die Organisation kann beiden Seiten eines unverheirateten gleichgeschlechtlichen Paars Sozialleistungen oder Vergünstigungen gewähren, nicht nur der angestellten Person,
- Trans Menschen helfen, eine Krankenversicherung zu finden, die ihre Transition finanziert,
- einen Leitfaden verfassen, der dem gesamten Personal vermittelt, wie mit einer Kollegin oder einem Kollegen, die oder der sich in der Transition befindet, umgegangen und kommuniziert werden soll,
- einen Plan entwickeln, der sich mit den spezifischen Bedürfnissen von LGBTQ-Menschen im Angestelltenverhältnis befasst,
- auf die Diskriminierung von LGBTQ-Personen mit einer Nulltoleranzstrategie reagieren,
- auch im eigenen Haus die Gedenktage der LGBTQ-Community feiern,
- sich an örtlichen LGBTQ-Events beteiligen,
  - an der Loveparade teilnehmen,
- LGBTQ-Personal anwerben und binden.
  - Sichtbare LGBTQ-Personen unter den Angestellten bilden das Fundament, auf dem Respekt und Inklusion gedeihen.
- Die Organisation kann eine Employee Resource Group (ERG) für LGBTQ-Angestellte ins Leben rufen.

- Diese Gruppe kann Mitarbeitenden aus der LGBTQ-Community und ihren Verbündeten Mentoring, Coaching, Networking sowie Informationen und Programme zu Themen anbieten, die sie betreffen oder interessieren. Die Gruppe kann zudem ein Forum zur Verbesserung der Mitarbeiter- und Patientenzufriedenheit sein.

16.1.6 Pflegefachpersonen in Führungspositionen

Die Leitung bestimmt den Umgangston und die Kultur der Organisation:

- Die Pflegedienstleitung muss alles tun, um die Inklusion des LGBTQ-Personals voranzubringen.
- Das oberste Führungsgremium soll eine LGBTQ-Beratungsgruppe einrichten oder eine geeignete Person mit dem Assessment, dem Monitoring und der Umsetzung LGBTQ-fokussierter Initiativen beauftragen.

Angesichts der Dynamik des gesellschaftlichen Wandels, der Gesetzeslage und öffentlichen Meinung sowie anderer treibender Kräfte, bleibt die Schaffung eines LGBTQ-inklusiven Gesundheitswesens ein „bewegliches Ziel“, d.h. eines, das sich ständig verändert. Die Umsetzung von Best-Practice-Beispielen erfordert von Pflegefachpersonen und anderen Gesundheitsfachpersonen Engagement und Tatkraft.

Fast Facts

Pflegefachpersonen spielen bei der Gestaltung einer inklusiven Umgebung eine Schlüsselrolle, indem sie alle Menschen beim Aufnahmegespräch und beim Assessment auch nach ihrer sexuellen Orientierung und Geschlechtsidentität fragen.

Abgesehen von der ethischen Pflicht, LGBTQ-Menschen eine sichere und respektvolle pflegerische Versorgung zu bieten, kann das Versäumnis, eine LGBTQ-inklusive Umgebung herzustellen, auch ernste rechtliche Folgen haben, z.B. eine Klage vor Gericht, den Verlust staatlicher Fördermittel und die Aberkennung der Akkreditierung. Pflegefachpersonen können Mithilfe der hier genannten Strategien ihre eigene Pflegepraxis und die der Gesundheitsorganisation, in der sie arbeiten, selbstkritisch überprüfen. Dieser Einsatz signalisiert LGBTQ-Menschen die Bereitschaft, sie ihren Bedürfnissen entsprechend und mit gebührendem Respekt zu pflegen.

16.2 Literatur

The Joint Commission. (2011). *Advancing effective communication, cultural competence, and patient- and family-centered care for the lesbian, gay, bisexual, and transgender (LGBT) community: A field guide*. Available from https://www.jointcommission.org/-/media/tjc/documents/resources/patient-safety-topics/health-equity/lgbtfieldguide_web_linked_verpdf.pdf?db=web&hash=FD725DC02CFE6E4F21A35EBD839BBE97&hash=FD725DC02CFE6E4F21A35EBD839BBE97

Weiterführende Literatur

Krüger, P., Pfister, A., Ender, M. & Mikolasek, M. (2023). *Gesundheit von LGBT-Personen in der Schweiz*. Nomos.

Essential Access Health. (n.d.). *Providing inclusive care for LGBTQ patients: A resource guide for clinical settings*. Available from http://www.essentialaccess.org/sites/default/files/Providing-Inclusive-Care-for-LGBTQ-Patients.pdf

National LGBTQIA+ Health Education Center. (2016). *Ten things: Creating inclusive health care environments for LGBT people*. Available from https://www.lgbthealtheducation.org/publication/ten-things/

ODPHP (Office of Disease Prevention and Health Promotion). (2020). *Healthy People 2020. Lesbian, gay, bisexual, and transgender health*. Available from https://wayback.archive-it.org/5774/20220413203148/https://www.healthypeople.gov/2020/topics-objectives/topic/lesbian-gay-bisexual-and-transgender-health

Zeyen, T.-L., Lottmann, R., Brunnett, R. & Kriegelmann, M. (2020). *LSBTIQ und Alter(n). Ein Lehrbuch für Pflege und Soziale Arbeit*. V&R.

17 Interessenvertretung, Richtlinien und Rechtsfragen

LGBTQ-Menschen sind in den USA tagtäglich Diskriminierungen ausgesetzt. Wenngleich auf sämtlichen politischen Ebenen Gesetze zu ihrem Schutz vor Diskriminierung erlassen wurden, gibt es in einigen Bundesländern Initiativen und Gesetze, die sich gegen trans Menschen richten und ihre Diskriminierung aus religiösen Gründen erlauben. In diesem Kapitel werden die verschiedenen gesetzlichen Regelungen und staatliche Maßnahmen erläutert, die die Grundrechte von LGBTQ-Menschen und ihr Recht auf Gesundheitsversorgung sichern. Zu den zentralen Aufgaben von Pflegefachpersonen gehört es, die Interessen der ihrer Sorge anvertrauten Menschen zu vertreten, also auch die Interessen von LGBTQ-Menschen – am Krankenbett und darüber hinaus.

In diesem Kapitel erfahren Sie:

1. mehr über den Hintergrund und die Bedeutung von Gesundheitspolitik und Gesetzgebung, die LGBTQ-Menschen und ihre Gesundheit betreffen,
2. wie sich Richtlinien und Gesetze auf ihren Zugang zu Gesundheitsversorgung auswirken,
3. wie wichtig der Affordable Care Act (ACA, [Gesundheitsreformgesetz]) für die LGBTQ-Population ist, weil er die gesundheitlichen Ungleichheiten, denen sie angesetzt ist, reduziert, und ihr Zugang zu Gesundheitsversorgung verschafft,
4. weshalb Pflegefachpersonen eine Schlüsselrolle zufällt, wenn es darum geht, durch Gesetze, Richtlinien und Interessensvertretung Gesundheit und Wohlergehen der LGBTQ-Population zu fördern.

LGBTQ-Menschen leben in allen Landesteilen der USA und sind ethnisch divers. Wie alle anderen Menschen auch, wollen sie unbehindert für ihre Familien sorgen, glücklich sein und ihre Lebensträume verwirklichen.

17.1 LGBTQ-Gesetzgebung – geschichtlicher Hintergrund

Obwohl der Oberste Gerichtshof 2020 die Diskriminierung von LGBTQ-Menschen in der Arbeitswelt verboten hat, wird dies nicht in allen Bundesstaaten umgesetzt, wie der geschichtliche Überblick zeigt:

- LGBTQ-Menschen war in den USA die Eheschließung verboten, bis 2015 der Oberste Gerichtshof in einem Grundsatzurteil gleichgeschlechtliche Ehen zu geltendem Recht machte.
  - Es gibt jedoch auf Länderebene Bestrebungen, dieses Recht zu unterminieren.
- Alte LGBTQ-Menschen haben eine Zeit erlebt, in der homosexuelle Handlungen und gleichgeschlechtliche Ehen verboten waren. Der Oberste Gerichtshof der USA hat die Sodomie-Gesetze erst 2004 aufgehoben.
- 2020 hat er die Diskriminierung von LGBTQ-Menschen bei der Einstellung und am Arbeitsplatz verboten.
  - Diese Regelung betrifft allerdings nur die Arbeitswelt. Bei der Wohnungssuche, im Bildungs- und Transportwesen, bei der Kreditvergabe und im Jury System (Laienrichtersystem) werden sie nach wie vor diskriminiert.
    - Nur 24 Bundesstaaten, der District of Columbia, Puerto Rico, Guam und etwa 140 Städte und Countys in den Vereinigten Staaten haben Diskriminierung aufgrund der sexuellen Orientierung und/oder Geschlechtsidentität verboten.
    - Das bedeutet, dass es in bestimmten Staaten erlaubt ist, LGBTQ-Menschen bei der Wohnungsvergabe zu benachteiligen, dass sie dort nicht vor einer Zwangsräumung geschützt sind und dass ihnen andere Dienstleistungen verweigert werden dürfen.

17.2 LGBTQ-Familien

Pflegefachpersonen, die mit Kindern aus LGBTQ-Familien und mit Paaren mit Kinderwunsch arbeiten, müssen die örtliche Gesetzeslage kennen. Gleichgeschlechtliche Ehen sind zwar überall in den USA erlaubt, dennoch müssen gleichgeschlechtliche Paare immer noch Hindernisse überwinden, wenn es um Familienplanung und das Leben mit Kindern geht. Nach dem Wiliams Institute leben etwa 114 000 gleichgeschlechtliche Paare mit Kindern, und diese Zahl wird voraussichtlich weiter steigen (Goldberg & Conron, 2018).

- Die rechtlichen Implikationen für LGBTQ-Familien variieren je nach US-Bundesstaat. Die Befugnis zu entscheiden, was eine Familie ausmacht, liegt mit wenigen Ausnahmen beim örtlichen Gesetzgeber.
- LGBTQ-Familien wurden auf der Suche nach rechtlich abgesicherter Elternschaft lange Zeit diskriminiert.
  - Schwulen und lesbischen Paaren war es lange gesetzlich verboten, Kinder zu adoptieren oder in Pflege zu nehmen.
- Stereotypen und Vorurteile erschweren es LGBTQ-Menschen bis heute, Kinder zu adoptieren und Pflegeeltern zu sein.
- In manchen Bundesstaaten wird ihnen das Recht auf Adoption im Namen der Religionsfreiheit verweigert.
  - Diese Gesetze erlauben es Adoptionsvermittlungen, keine Kinder an LGBTQ-Menschen zu vermitteln, wenn die Vermittlung gegen ihre religiösen Überzeugungen verstieße. Das kann die Stigmatisierung von LGBTQ-Familien fortsetzen und ihr Recht auf Elternschaft signifikant beeinträchtigen.
- LGBTQ-Familien können auch rechtlichen Hindernissen begegnen, wenn die Schwangerschaft auf natürliche Weise oder durch andere Familienplanungsmethoden zustande gekommen ist.
  - Gleichgeschlechtliche Paare ziehen mit höherer Wahrscheinlichkeit als heterosexuelle nicht-leibliche Kinder auf und Kinder, die mit Hilfe der Reproduktionstechnologie gezeugt wurden.
  - Viele Bundesstaaten in den USA verbieten oder begrenzen die Möglichkeit für eine Leihmutterschaft. Diese Praxis begrenzt die Möglichkeiten für homosexuelle Paare und LGBTQ-Familien, die sich nicht ohne unterstützende reproduktive Techniken reproduzieren können [Leihmutterschaft ist in Deutschland, der Schweiz und in Österreich verboten, Anm. d. Lek.].
  - Viele US-Bundesstaaten und andere Länder machen Elternrechte an der leiblichen Elternschaft fest.
  - Dem nicht-leiblichen Teil des Elternpaars in einer gleichgeschlechtlichen Beziehung wird geraten, das Kind aus der Ehe zu adoptieren, selbst wenn es in dem Bundesstaat erlaubt ist, beide gleichgeschlechtlichen Elternteile in die Geburtsurkunde des Kindes einzutragen.

17.3 LGBTQ-Personen als Pflegende

Während sich heterosexuelle Menschen, wenn sie im Alter pflegebedürftig werden, meist auf ihre Angehörigen verlassen können, wenden sich LGBTQ-Personen oft an ihre Wahlfamilie. Wahlfamilien sind rechtlich nicht anerkannt und werden von den Angehörigen einer LGBTQ-Person zuweilen abgelehnt. Pflegefachpersonen, die mit LGBTQ-Personen arbeiten, die von Menschen betreut werden, die nicht mit ihnen verwandt sind, müssen die Pflegenden über Patient:innenverfügungen und deren rechtliche Folgen aufklären. Entscheidungsunfähigkeit kann jederzeit eintreten, und deshalb muss sichergestellt sein, dass die Person, die die Betreuung überwiegend schultert, in dieser Situation auch Entscheidungen treffen darf. Pflegefachpersonen sollen mit folgenden drei Dokumenten vertraut sein: Testament, Vorsorgevollmacht und Patient:innenverfügungen.

Testament

- Ein juristisches Dokument, das bestimmt, wer nach dem Tod der Person ihr Eigentum erbt. Ist kein Testament vorhanden, tritt die gesetzliche Erbfolge ein.
- Dieses Dokument gilt für die Zeit nach dem Tod der Person.

Vorsorgevollmacht

- Ein Dokument, das festlegt, wer im Fall der Geschäftsunfähigkeit/Entscheidungsunfähigkeit der Person berechtigt ist, über ihr Eigentum zu bestimmen und alle finanziellen Dinge zu regeln.

Patient:innenverfügungen

- Ein Dokument, das sicherstellt, dass alle gesundheitlichen Bedürfnisse und Wünsche der Person erfüllt und sämtliche Anweisungen von einer Person ihres Vertrauens überwacht werden, wenn sie selbst entscheidungsunfähig ist oder den Gesundheitsdienstleister:innen ihre Wünsche nicht mehr kommunizieren kann. Es enthält Anweisungen zur Gesundheitsversorgung und nennt auch, welche Maßnahmen am Lebensende gewünscht sind und welche nicht, z. B. Intubation, Beatmung, Hydrierung.
- Die Person hat auch die Möglichkeit, mithilfe eines Patient:innentestaments zu bestimmen, ob sie im Notfall reanimiert werden will oder nicht und ob sie lebensverlängernde medizinische Maßnahmen wünscht oder nicht.

Fast Facts

Pflegefachpersonen können zum Schutz pflegender LGBTQ-Personen beitragen, indem sie sie über Patient:innenverfügungen, Vorsorgevollmachten und Testamente aufklären.

17.4 Zugang zu Gesundheitsversorgung und Krankenversicherung

Vorgestellt wird in diesem Kapitel der Affordable Care Act, ein Gesetz, das Millionen von Menschen in Amerika – so auch LGBTQ-Menschen – den Zugang zu einer Krankenversicherung und einen besseren Diskriminierungsschutz ermöglicht.

17.4.1 Affordable Care Act (ACA, Gesundheitsreformgesetz)

Der Affordable Care Act, das Gesetz zur besseren Gesundheitsversorgung und zum Versicherungsschutz, hat für Millionen Menschen weitreichende Veränderungen gebracht, so auch für die LGBTQ-Population, und zwar in drei wichtigen Bereichen:

1. Zugang zu Krankenversicherung und Reformen des Versicherungswesens
2. Schutz vor Diskriminierung
3. Bestimmungen zu Datensammlung und Forschung.

Der Affordable Care Act in Zahlen

- Seit Inkrafttreten des Gesetzes ist die Zahl der nicht krankenversicherten LGBTQ-Menschen signifikant gesunken.
  - Im Jahr 2013 waren 19 % nicht versichert, 2016 nur noch 10 %, d.h., dass die Zahl der nicht versicherten LGB-Menschen um etwa 369 000 Personen gesunken ist (Kates et al., 2018).
- Die Zahl der über Medicaid versicherten LGBT-Personen ist gestiegen.
  - Sie stieg von 7 % im Jahr 2013 auf 15 % im Jahr 2016, d.h., dass etwa 511 000 LGBT-Personen mehr über Medicaid versichert waren.
  - Vergleichbare Veränderungen haben auch bei der heterosexuellen Population stattgefunden (Kates et al., 2018).

Zum Zeitpunkt des Erscheinens dieses Werks hat die US-Regierung unter Präsident Donald Trump jüngst versucht, einige Errungenschaften wieder zurückzunehmen. Demnach bleibt mit wechselnden Regierungen die Zukunft des Affordable Care Act unsicher.

Fast Facts

Der Affordable Care Act hat Abertausenden unterversicherten LGBTQ-Menschen den Zugang zu Gesundheitsversorgung erleichtert. Er hat auch durch das

Diskriminierungsverbot und die Datensammlung zur sexuellen Orientierung und Geschlechtsidentität für einen leichteren Zugang gesorgt.

Datensammlung

Der Affordable Care Act (ACA) fordert eine systematische Datensammlung und die Erfassung gesundheitlicher Ungleichheiten, von denen viele Gruppen, auch die LGBTQ-Population, betroffen sind.

Diskriminierungsverbot

Der ACA hat LGBTQ-Personen nicht nur die Krankenversicherung erleichtert, er enthält auch neue Gesundheitsschutzvorschriften.

- Er verbietet staatlich bezuschussten Organisationen, auf der Grundlage geltender Bürgerrechte, Menschen zu diskriminieren. Dazu gehören sämtliche von Medicaid oder Medicare mitfinanzierten Krankenhäuser und Gesundheitseinrichtungen.
- Im Jahr 2012 hat ein Bundesgesetz den im jeweiligen Staat zugelassenen und miteinander im Wettbewerb stehenden Versicherungsunternehmen die Diskriminierung aufgrund der sexuellen Orientierung und Geschlechtsidentität untersagt.
  - Wichtige Anmerkung: Die Vorschrift schützt zwar vor Diskriminierung durch die Krankenversicherung, nicht aber vor Diskriminierung in der Gesundheitsversorgung.
  - Mehr als die Hälfte der amerikanischen Bevölkerung ist über ihren Arbeitgeber versichert. Diese Art der Krankenversicherung wird vom Employee Retirement Income Security Act reguliert, der kein Diskriminierungsverbot aufgrund der sexuellen Orientierung und Geschlechtsidentität enthält.
- Der im ACA enthaltende Schutz vor Diskriminierung ist für LGBTQ-Menschen von großer Bedeutung. Sie brauchen aber noch mehr Bestimmungen dieser Art – fügen sie doch der Schutzmauer um diese vulnerable Community weitere Bausteine hinzu. Viele Schutzvorschriften fehlen noch.

17.4.2 LGBTQ-Menschen und Krankenversicherung

Nachstehend werden Fakten und Auswirkungen des Gesundheitsreformgesetzes auf die Möglichkeit der Krankenversicherung beschrieben – es gibt immer noch Einschränkungen für trans Menschen:

- Untersuchungen zufolge ist für bisexuelle Menschen der Zugang zu Gesundheitsversorgung begrenzter als für lesbische und schwule, die etwa den gleichen Zugang haben wie heterosexuelle Personen.
  - Viele bisexuelle Personen nahmen keine Vorsorgeuntersuchungen in Anspruch und verzichteten wegen der Kosten auf eine medizinische Behandlung.
- Fast 4 von 10 in Armut lebender LGBTQ-Menschen haben Schulden aufgrund ihrer Krankheit und mehr als 4 von 10 gaben an, medizinische Behandlungen aus Kostengründen hinauszuschieben (Kates et al., 2018).
- 2017 boten viele Großunternehmen (mit mehr als 1 000 Angestellten) gleichgeschlechtlichen Paaren die gleichen Gesundheits- und Versicherungsleistungen an wie heterosexuellen Paaren.
  - Allerdings wurden nur unter zwei Dritteln (64 %) der Angestellten von Kleinstunternehmen (zwischen 3 und 49 Angestellten) die gleichen Leistungen gewährt.
- Seit Januar 2014 dürfen private Krankenversicherungen niemanden mehr aufgrund von Vorerkrankungen ablehnen, etwa wegen einer HIV-Infektion, psychischen Erkrankung oder Transgender-Anamnese.
- Die Krankenkassen müssen nun die Kosten für die empfohlenen Vorsorgeuntersuchungen übernehmen und dürfen keine Zuzahlungen verlangen.
  - Dazu gehören auch Screenings auf HIV, STDs, Depression und Substanzkonsum.

Krankenversicherung für trans Personen

- Die Transgender-Population lebt mit höherer Wahrscheinlichkeit in Armut und ist seltener krankenversichert als die übrige Bevölkerung.
  - Bei einer Befragung gab fast die Hälfte (48 %) an, bei Krankheit die medizinische Versorgung aufzuschieben oder ganz darauf zu verzichten, weil sie sich die Behandlung nicht leisten kann (Kates et al., 2018).
- Viele Krankenkassen schließen transgender-spezifische Leistungen aus und verweigern trans Menschen Zahlungen, die sie anderen gewähren.
  - Etwa die Behandlung einer psychischen Erkrankung und Hormontherapie.

17.5 Healthy People 2020 und Healthy People 2030

Healthy People 2020 [ein Programm der US-Regierung zur Gesundheitsförderung und Krankheitsprävention, Anm. d. Übers.] weist einen neuen Themenbereich auf: „Lesbian, Gay, Bisexual and Transgender Health". Damit wurden LGBT-Personen im Programm von Healthy People erstmals erwähnt.

Healthy People 2020 war sehr stark auf die sozialen Determinanten von Gesundheit fokussiert, wie Unterdrückung und Diskriminierung, und stützte sich zur Identifikation und Gesundheitsförderung von LGBT-Menschen vor allem auf bevölkerungsbasierte Datensysteme und Umfragen. Auch Healthy People 2030 (ODPHP, n.d.) ist auf die Sammlung von Daten zum Gesundheitszustand von LGBT-Personen fokussiert, enthält als neuen Schwerpunkt jedoch die Verbesserung der Gesundheit LGBTQ-Jugendlicher:

Die Sammlung von Bevölkerungsdaten ist zur Erfüllung der Bedürfnisse von LGBT-Menschen zentral wichtig, doch nicht alle landes- und bundesweiten Erhebungen enthalten Fragen zur sexuellen Orientierung und Geschlechtsidentität. Diese Fragen sollen den Erhebungen hinzugefügt werden, da sie zur Entwicklung wirksamer Gesundheitsförderungsstrategien für LGBT-Menschen benötigt werden.

LGBT-Jugendliche sind besonders in Gefahr, gemobbt zu werden, an Suizid zu denken, Suizid zu begehen und illegale Drogen zu konsumieren. Interventionen in Schulen und Familien können zur Reduzierung dieser Verhaltensweisen beitragen und so die Gesundheit LGBT-Jugendlicher verbessern (ODPHP, n.d.)

LGBTQ-Gesundheit – Überlegungen zur Pflege und Rechtslage

Im 21. Jahrhundert bekamen LGBTQ-Menschen zunehmend mehr Rechte. Mehrere wegweisende Urteile des Obersten Gerichtshofs der USA haben die Grundrechte auf LGBTQ-Menschen ausgedehnt. Pflegefachpersonen und andere Gesundheitsdienstleister:innen müssen die im jeweiligen Bundesstaat geltende Gesetzeslage kennen. Sie brauchen dieses Wissen, um LGBTQ-Menschen kulturkompetent versorgen und gesundheitliche Ungleichheiten besser verstehen zu können. Betroffene beispielsweise, die in einem Bundesstaat leben, der LGBTQ-Menschen den Diskriminierungsschutz verweigert, werden der Pflegefachperson oder dem:der Gesundheitsdienstleister:in die eigene Sexualität ungern offenbaren, aus Angst, die Wohnung oder den Versicherungsschutz zu verlieren, falls sie sich der falschen Person gegenüber outen.

Fast Facts

LGBTQ-Menschen sind nicht in allen Landesteilen gleichermaßen vor Diskriminierung geschützt. In vielen Bundesstaaten können sie zwangsgeräumt und können ihnen Dienstleistungen verweigert werden.

Gesetze und Richtlinien sind untrennbar mit unserer Akzeptanz von LGBTQ-Menschen verbunden und bestimmen letztlich auch über ihre Gesundheit und Lebenszufriedenheit. Pflegefachpersonen müssen sich in allen ihren Einsatzbereichen für die Rechte und den Schutz der LGBTQ-Population einsetzen. Eine Möglichkeit des Engagements besteht in der Unterstützung der Diskriminierungsverbote. Zur Zeit der Drucklegung dieses Werks hat das Repräsentantenhaus das Gleichstellungsgesetz verabschiedet. Es soll LGBTQ-Menschen konsequent und explizit in allen wichtigen Lebensbereichen vor Diskriminierung schützen, auch im Berufsleben, bei der Wohnung- und Kreditvergabe, im Bildungsbereich, in der Öffentlichkeit, bei öffentlichen Dienstleistungen, staatlich finanzierten Programmen und im Jury System.

Pflegefachpersonen fragen sich vielleicht, weshalb sich Pflege und Gesundheitswesen für die Rechte von LGBTQ-Menschen einsetzen sollen. Forschungen der Johns Hopkins Universität zufolge haben die Suizidversuche LGBTQ-Jugendlicher um 14 % abgenommen, nachdem der Oberste Gerichtshof der USA im Jahr 2015 gleichgeschlechtliche Ehen legalisiert hatte. Solche Gerichtsurteile zeigen unseren Jugendlichen, dass sie geliebt und akzeptiert werden und das Recht haben, jemanden zu lieben, ungeachtet der sexuellen Orientierung und Geschlechtsidentität dieser Person. Da solchen Veränderungen der Rechtslage eine humanisierende Macht innewohnt, können sie das körperliche und seelische Wohlbefinden der US-amerikanischen LGBTQ-Population signifikant verbessern. Als größte Berufsgruppe im Gesundheitswesen sind Pflegefachpersonen in einer Schlüsselposition: Sie können und sollen sich für eine Gesetzgebung einsetzen, die die Lebensqualität dieser Bevölkerungsgruppe verbessert.

Fast Facts

Das Engagement für eine Gesetzgebung und für Richtlinien, die LGBTQ-Menschen vor Diskriminierung schützen, dient der Verbesserung ihrer Gesundheit und Lebenszufriedenheit. Nach der Legalisierung gleichgeschlechtlicher Ehen sank die Suizidrate LGBTQ-Jugendlicher um 14 %.

17.6 Literatur

Goldberg, S.K. & Conron, K.J. (2018, July). *How many same-sex couples in the US are raising children?* Williams Institute. Available from https://williamsinstitute.law.ucla.edu/publications/same-sex-parents-us/

Kates, J., Ranji, U., Beamesderfer, A., Salganicoff, A. & Dawson, L. (2018, May). *Health and access to care and coverage for lesbian, gay, bisexual, and transgender individuals in the U.S.* Kaiser Family Foundation. Available from https://files.kff.org/attachment/Issue-Brief-Health-and-Access-to-Care-and-Coverage-for-LGBT-Individuals-in-the-US

ODPHP (Office of Disease Prevention and Health Promotion). (n.d.). *Healthy People 2030. LGBT*. Retrieved February 15, 2021, from https://health.gov/healthypeople/objectives-and-data/browse-objectives/lgbt

Weiterführende Literatur

Cahill, S.R. (2018). Legal and policy issues for LGBT patients with cancer or at elevated risk of cancer. *Seminars in Oncology Nursing, 34*(1), 90–98. https://doi.org/10.1016/j.soncn.2017.12.006

Family Caregiver Alliance & Wenzel, H.V. (2015). *Legal issues for LGBTQ+ caregivers*. Available from https://www.caregiver.org/resource/legal-issues-lgbt-caregivers/

Mayo-Adam, E. (2020, January 30). *LGBTQ family law and policy in the United States*. Oxford Research Encyclopedia of Politics. https://doi.org/10.1093/acrefore/9780190228637.013.1216

Simmons-Duffin, S. (2020, June 12). *Transgender Health Protections Reversed By Trump Administration*. NPR. Available from https://www.npr.org/sections/health-shots/2020/06/12/868073068/transgender-health-protecti ons -reversed-by-trump-administration

Wang, T., Kelman, E. & Cahill, S. (2016, September). *What the new affordable care act nondiscrimination rule means for providers and LGBT patients*. Fenway Institute. Available from https://fenwayhealth.org/wp-content/uploads/HHS-ACA-1557-LGBT-Non-Discimination-Brief.pdf

18 Gesundheits- und Gleichstellungsindex

Der Healthcare Equality Index (HEI, Gesundheits- und Gleichstellungsindex) ist ein in den USA entwickeltes Benchmark-Tool der Human Rights Campaign (HRC, Kampagne für die Menschenrechte von LGBT-Personen) zur Untersuchung von Gesundheitseinrichtungen im Hinblick auf ihren Einsatz für die Gleichstellung und Inklusion von LGBT-Personen, die dort medizinisch behandelt und gepflegt werden, zu Besuch oder angestellt sind. In diesem Kapitel werden Hintergrund und Bedeutung des HEI exploriert und wird aufgezeigt, was Pflegefachpersonen für eine hervorragende Bewertung ihrer Einrichtungen tun können.

In diesem Kapitel erfahren Sie:

1. mehr über den HEI,
2. wie der HEI das Gesundheitswesen verändert und LGBTQ-inklusiver macht,
3. weshalb eine gute HEI-Bewertung für jede Gesundheitseinrichtung wichtig ist und was sie für LGBTQ-Patient:innen und LGBTQ-Pflegefachpersonen bedeutet.

18.1 Human Rights Campaign und Healthcare Equality Index

Die Human Rights Campaign (HRC) wurde 1980 gegründet und gilt als eines der ersten politischen Aktionskomitees für die Rechte von LGBTQ-Menschen. Sie ist die größte Bürgerrechtsorganisation der USA. Die HRC fördert mit ihren Ressourcen das Recht auf Eheschließung, Adoption, Schulbildung und Gleichstellung in anderen Aspekten des Lebens.

Der Healthcare Equality Index (HEI) wurde 2007 eingeführt und hat den LGBTQ-inklusiven Pflegestandard festgelegt. Der HEI ist ein Instrument zur Beurteilung von Gesundheitseinrichtungen im Hinblick auf die Qualität der medizinischen und pflegerischen Versorgung von LGBTQ-Menschen und die Qualität des Arbeitsklimas für das LGBTQ-Personal. Die vom HEI erfassten Schlüsselbereiche sind:

1. Non-Diskriminierung und Personalschulung
2. Serviceangebote und Unterstützung der Patient:innen
3. Sozialleistungen für Angestellte und Personalpolitik
4. Engagement für die Patient:innen und die LGBTQ-Community.

Der HEI ist ein aussagekräftiges Leistungsmerkmal. Er hat Krankenhäuser und Gesundheitszentren im ganzen Land veranlasst zu zeigen, dass sie sich für die Belange von LGBTQ-Menschen interessieren, und verstärkt für gleiche Gesundheitschancen dieser Personengruppe einsetzen. Der HEI ist primär für stationäre Einrichtungen der medizinischen und chirurgischen Versorgung gedacht. Auf Anfrage können auch Fachkliniken und einzelne ambulante Gesundheitseinrichtungen an der HEI-Qualitätsprüfung teilnehmen.

Fast Facts

Der Health Equality Index ist ein Instrument zur Auszeichnung von Krankenhäusern und Gesundheitseinrichtungen, die auf dem Gebiet der Gleichstellung und Inklusion von LGBTQ-Patient:innen und des LGBTQ-Personals Spitzenleistungen erbringen.

18.1.1 Die Human Rights Campaign in Zahlen

- Das Personal der teilnehmenden Gesundheitseinrichtungen wurde in über 150 000 Unterrichtsstunden in LGBTQ-patient:innenzentrierter Pflege geschult.
- Im Jahr 2020 hat die Rekordzahl von 765 Gesundheitseinrichtungen an der HEI-Umfrage teilgenommen – 2012 waren es erst 122 Einrichtungen.

Fast Facts

Im Jahr 2020 haben in den USA landesweit 765 Krankenhäuser an der Qualitätsprüfung des Health Equality Index teilgenommen.

18.1.2 Human Rights Campaign – die Bewertung

Krankenhäuser und Gesundheitseinrichtungen werden danach bewertet, wie viele LGBTQ-inklusive Richtlinien und Verfahren dort vorhanden sind. Die Organisationen müssen in jedem der vier Bewertungsbereiche bestimmte Punktzahlen erreichen. Folgende Kriterien sind entscheidend:

- Non-Diskriminierung und Personalschulung (40 Punkte)
  - keine Diskriminierung von Patient:innen
  - gleiches Besuchsrecht für alle
  - keine Diskriminierung bei der Einstellung und am Arbeitsplatz
  - Personalschulung
- Serviceangebote und Unterstützung der Patient:innen (30 Punkte)
  - Serviceangebote und Unterstützung von LGBTQ-Personen
  - Serviceangebote und Unterstützung von trans Personen
  - Selbstidentifizierung
  - Beteiligung an medizinischen Entscheidungen
- Sozialleistungen für Angestellte und Personalpolitik (20 Punkte)
  - gleiche Sozialleistungen für alle
  - besondere Unterstützung von LGBTQ-Angestellten
  - Zusatzleistungen im Bereich der Gesundheitsfürsorge mit Auswirkungen auf angestellte trans Personen
- Engagement für Patient:innen und die Community (10 Punkte)
  - Engagement und Werbung für die LGBTQ-Community
  - Verständnis für die Bedürfnisse von LGBTQ-Patient:innen und deren Communitys.

Krankenhäuser der Spitzengruppe

- Als Top-Kliniken gelten Einrichtungen, die zwischen 80 und 95 Punkten (von 100) erreichen. Das bedeutet, dass diese Häuser weit mehr als die Grundanforderungen an eine gute gesundheitliche Versorgung und Pflege von LGBTQ-Personen erfüllen.
  - 2020 haben sich 193 Einrichtungen für diese Auszeichnung qualifiziert.
- Um 100 Punkte zu erreichen und sich im Sinne des HEI zu den Top-Kliniken zählen zu dürfen, müssen sie ihrem Personal transgender-inklusive Gesundheitsangebote machen.
  - 2020 haben 495 Gesundheitseinrichtungen diesen Standard erfüllt.

Fast Facts

Krankenhäuser, die dem Health Equality Index entsprechend zur Spitzengruppe gehören, erhalten in allen Bereichen der Patient:innenzufriedenheit deutlich bessere Bewertungen als Krankenhäuser ohne HEI-Qualitätsprüfung.

Krankenhäuser und Gesundheitszentren konkurrieren um Patient:innen, Pflegefachpersonen und anderes Personal. Diese wiederum informieren sich über das Krankenhaus, in dem sie sich behandeln lassen oder in dem sie arbeiten möchten. Der HEI kann die Patient:innenzufriedenheit verbessern, indem er die Gesundheitseinrichtungen über die Bedürfnisse der LGBTQ-Community informiert.

Die Forschung hat eine statistisch signifikante Beziehung zwischen HEI-Top-Kliniken und hoher Patient:innenzufriedenheit bestätigt (9 oder 10 Punkte auf der 10-Punkte-Skala). Das geht aus einer Umfrage des Hospital Consumer Assessment of Healthcare Providers and Systems (HVAHPS) zur Bewertung von Krankenhäusern hervor (0 Punkte = schlechtester Wert, 10 Punkte = bester Wert) (DiLeo et al., 2020). Verglichen mit Krankenhäusern, die am HEI-Ranking teilnehmen, hatten nicht teilnehmende Krankenhäuser mit 33 % geringerer Wahrscheinlichkeit Antidiskriminierungsvorschriften, die auch das Diskriminierungsverbot aufgrund der sexuellen Orientierung und Geschlechtsidentität enthielten. Sie hatten mit 37 % geringerer Wahrscheinlichkeit eine LGBTQ-inklusive und nicht-diskriminierende Personalpolitik (Human Rights Campaign, 2020).

Der Health Equality Index der Human Rights Campaign ist ein entscheidend wichtiges Benchmark-Tool. Er spornt Gesundheitseinrichtungen an, sich auf den Weg zu machen und die Pflege von LGBTQ-Menschen und die Arbeitsbedingungen des LGBTQ-Personals zu verbessern, um im Bereich der gleichen Gesundheitschancen in die Spitzengruppe aufzurücken. Pflegefachpersonen, die in solchen Organisationen arbeiten oder künftig arbeiten möchten, können stolz darauf sein, dass LGBTQ-Menschen dort exzellent versorgt werden und die vielen Angestellten, die sich als LGBTQ identifizieren, beste Arbeitsbedingungen vorfinden.

Fast Facts

Der Health Equality Index gewährleistet, dass die Gesundheitseinrichtung über die zur patient:innenzentrierten und kulturkompetenten oder diversitätssensiblen Pflege von LGBTQ-Menschen erforderlichen Informationen und Ressourcen verfügt.

18.2 Literatur

DiLeo, R., Borkowski, N., O'Connor, S. J., Datti, P. & Weech-Maldonado, R. (2020). The relationship between „leader in LGBT healthcare equality" designation and hospitals' patient experience scores. *Journal of Healthcare Management, 65*(5), 366–377. https://doi.org/10.1097/JHM-D-19-00177

Human Rights Campaign. (2020). *Healthcare Equality Index 2020*. Available from https://reports.hrc.org/healthcare-equality-index-2020?_ga=2.58754157.1103079205.1716472445-1078351464.1716472445

Weiterführende Literatur

Human Rights Campaign. (2020). *HEI scoring criteria*. Available from https://www.thehrcfoundation.org/professional-resources/hei-scoring-criteria

Human Rights Campaign. (2024). *Healthcare equality index 2024*. Available from https://www.hrc.org/resources/healthcare-equality-index

19 LGBTQ-Inhalte entwickeln und lehren

Schulungen, Weiterbildung und lebenslanges Lernen gehören zum Herzstück der Pflege. Ein guter Unterricht wirkt sich auf das Wissen, die Haltung und Fertigkeiten künftiger Pflegefachpersonen aus. Bildungsmaßnahmen verbessern die transkulturelle und transkategoriale Kompetenz von Pflegefachpersonen gegenüber LGBTQ-Personen, sie verbessern die generelle gesundheitliche Betreuung von LGBTQ-Personen und erhöhen nicht zuletzt deren Gesundheitschancen. In diesem Kapitel wird exploriert, wie Pflegefachpersonen ein LGBTQ-Curriculum entwickeln und wie sie LGBTQ-Themen in ihre Ausbildungsprogramme und Institutionen integrieren können.

In diesem Kapitel erfahren Sie:

1. welche Rolle die Pflegeausbildung spielt, wenn es um die Behebung der gesundheitlichen Ungleichheiten geht, denen LGBTQ-Menschen ausgesetzt sind,
2. wie Pflegelehrkräfte LGBTQ-Gesundheitsthemen in Curricula, Programme und Fortbildungsangebote integrieren können,
3. wie ein LGBTQ-fokussiertes kulturelles Kompetenztraining entwickelt wird.

19.1 Heteronormative Curricula

Inzwischen werden LGBTQ-Gesundheitsthemen landesweit Schritt für Schritt in die Pflegeausbildung integriert. Dennoch gibt es Mängel, was die Platzierung und Priorisierung der Inhalte in die bereits eng getakteten Lehrpläne angeht. Jüngeren Untersuchungen zufolge verfügen die Programme der Pflegeausbildung über kein einheitliches oder systematisches Curriculum, das Studierende speziell über LGBTQ-Gesundheit informiert. Manche Lehrkräfte berichten, dass ihnen für dieses Thema nur zwei bis drei Unterrichtsstunden zur Verfügung stehen und in dieser kurzen Zeit sowohl die theoretische Wissensvermittlung, Skills Lab-Trainings als auch die Ausbildung in der Pflegepraxis stattfinden müssen. Was der Integration von LGBTQ-Themen in die Pflegeausbildung wohl am meisten entgegensteht, ist der überwiegend heteronormative pädagogische Bezugsrahmen des Pflegeunterrichts (Englund et al., 2019). *Heteronormativität* ist per definitionem die fälschliche Annahme, alle Menschen wären standardmäßig heterosexuell (Smith & Fitzwater, 2017).

Eine Durchsicht der Pflegelehrbücher hat ergeben, dass LGBTQ-Themen spärlich vertreten und inhaltlich unbefriedigend behandelt werden. Die LGBTQ-Population wird dort mit allgemeinen Begriffen beschrieben, Definitionen der spezifischen Terminologie und des Vokabulars der Community fehlen. Ein weiteres Manko der Pflegeausbildung ist, dass der Unterrichtsschwerpunkt auf STDs und HIV liegt und vor allem darüber informiert wird (de Guzman et al., 2018). Beides sind tatsächlich Gesundheitsrisiken von LGBTQ-Menschen, wenn jedoch in den Lehrbüchern lediglich auf dieses Risikoverhalten eingegangen wird und ihre anderen Gesundheitsrisiken ignoriert werden, gerät die gesundheitliche Ungleichheit und Benachteiligung dieser Bevölkerungsgruppe aus dem Blick.

Angesichts ihrer Wissenslücken sind angehende Pflegefachpersonen schlecht gerüstet und kaum in der Lage, LGBTQ-Menschen kulturkompetent zu versorgen. Umfragen zufolge haben bis zu 80 % aller aktiven Pflegefachpersonen nie etwas über die gesundheitliche Versorgung von LGBTQ-Menschen gelernt und sind nie geschult worden. Etwa 30 % gaben an, sich bei der Pflege von LGBTQ-Menschen unwohl oder unsicher zu fühlen (Englund et al., 2019). Als größte Berufsgruppe im Gesundheitswesen können Pflegefachpersonen den Gesundheitszustand der LGBTQ-Population positiv beeinflussen, was ihnen aber nicht ohne die entsprechenden Kenntnisse und Kompetenzen gelingt.

Der erste Schritt besteht darin, Pflegefachpersonen und Pflegekräfte in der Ausbildung über die Gesundheit und pflegerische Versorgung der LGBTQ-Population zu informieren. Mit dem nötigen Wissen ausgestattet, sollen sie Gelegenheit zu persönlichen Begegnungen mit LGBTQ-Menschen bekommen und so ihre inneren Einstellungen verändern können. Wissenschaftlichen Untersuchungen zufolge besteht bei Medizin- und Pflegestudierenden ein direkter Zusammenhang zwischen häufigeren Begegnungen mit und besseren Kenntnissen über LGBTQ-Menschen und ihrer erhöhten Sicherheit im Umgang mit ihnen und eine positivere Einstellung (Orgel, 2017). Interaktive Lerngelegenheiten verbessern ihre klinischen Fertigkeiten und die Pflege der LGBTQ-Population (Orgel, 2017).

Die Einstellung der Studierenden in Bezug auf LGBTQ-Menschen lässt sich mit verschiedenen Methoden verbessern, u. a. durch:

- Podiumsdiskussionen
- Vorträge eingeladener Fachleute
- Zusammenarbeit mit der örtlichen Community
- interaktive Lerngelegenheiten
  - Rollenspiele
  - Simulation
  - praktische klinische Aufgaben.

19.2 Unterrichten im Seminarraum und in klinischen Settings

Der Seminarraum ist der ideale Ort, um große Informationsmengen zu vermitteln, die Voraussetzungen für das klinische Setting zu schaffen und kritisches Denkvermögen zu lehren (**Kasten 19-1, 19-2, 19-3**). Vorlesungen oder Unterrichtsstunden können der Vermittlung von LGBTQ-Inhalten gewidmet werden, der Einführung in die Terminologie und der Exploration der Konzepte von sexueller Orientierung und Geschlechtsidentität. Es gibt zahlreiche Möglichkeiten und Mittel, diesen Unterricht zu gestalten. Zum Einstieg eignen sich Auszüge aus Lehrbüchern, bereits vorhandene Lehrmittel (etwa die der National LGBTQ Health Education) und das Informationsmaterial örtlicher Organisationen. Die diversitätskompetente Versorgung von LGBTQ-Menschen kann im Unterricht immer wieder zur Sprache kommen, nämlich wenn laut Lehrplan andere grundlegende Konzepte erläutert und Fallbeispiele besprochen werden.

Kasten 19-1: Empfehlungen für Lehrkräfte

- Evaluieren Sie das aktuelle Curriculum und führen Sie eine Gap-Analyse durch.
- Entwickeln Sie Sicherheit und Kompetenz für das Unterrichten von LGBTQ-Themen.
  - Arbeiten Sie mit örtlichen und überregionalen LGBTQ-Organisationen partnerschaftlich zusammen.
  - Organisieren Sie Seminare, Workshops, Fortbildungen und web-basierte Schulungen für Lehrende.

Tabelle 19-1 enthält einige exemplarische Fallbeispiele, die sich für ein konzept-basiertes Curriculum eignen. Sie zeigen, wie LGBTQ-Gesundheitsfragen im gesamten Ausbildungsprogramm platziert werden können.

Tabelle 19-1: Fallbeispiele für ein Pflege-Curriculum (Traister, 2022, S. 177)

Konzepte: Coping, Kommunikation, patientenzentrierte Pflege	• **Beispiele:** Angst, Stress, Substanzmissbrauch, therapeutische Kommunikation • Michelle ist eine trans Frau, die in die Notaufnahme kommt, weil sie am Arbeitsplatz eine Panikattacke hatte. Beim Assessment berichtet sie, dass sie gelegentlich Ativan einnimmt, ein verschreibungspflichtiges Medikament bei Angststörungen, das ihr eine Freundin besorgt, und dass sie allabendlich „ein paar" Gläschen trinkt. Michelle sagt, ihr stressiger Job, die Transition und die Anforderungen des Lebens generell seien ihr manchmal einfach zu viel. • In der Fallbesprechung können die sozialen Determinanten der Gesundheit erläutert und die gesundheitlichen Ungleichheiten der LGBTQ-Population thematisiert werden.
Konzepte: Immunisierung, patientenzentrierte Pflege, ethisches und rechtskonformes Handeln, Sexualität	• **Fallbeispiele**: Einverständniserklärung, therapeutische Kommunikation, Gesundheitsförderung, Impfungen, STDs • Max ist 17-jähriger Jugendlicher, der sich im örtlichen Gesundheitszentrum vorstellt, weil er fürchtet, sich mit einer STD angesteckt zu haben. Max wirkt extrem verängstigt und verlegen. Er erklärt, dies sei seine größte Sorge und ist sehr nervös. Er will nicht, dass seine Eltern erfahren, dass er Sex mit Männern hat und fragt sich, was wohl zu Hause und in der Schule passieren würde, wenn sein Verhalten bekannt würde. • Hier kann über Routineimpfungen gesprochen werden, etwa über die HPV-Impfung. Ferner kann über Barrieren informiert werden, die den Zugang zu Gesundheitsversorgung erschweren, über Gesundheitsförderung der LGBTQ-Community und die Rolle der Pflegefachperson dabei. Auch pflegerelevante Rechtsfragen können erläutert werden, etwa die Themen Einverständniserklärung und Volljährigkeit/Mündigkeitsalter.

Kasten 19-2: Curriculare Empfehlungen zum Ausbildungsende („prelicensure curriculum")

- Evaluieren Sie das aktuelle Curriculum und führen Sie eine Gap-Analyse durch.
- Pflegen Sie im Unterricht den offenen Dialog über dieses Thema.
- Erläutern Sie LGBTQ-spezifische Gesundheitsfragen und korrigieren Sie Fehlannahmen und falsche Vorstellungen.
- Sorgen Sie für rotierende klinische Einsätze, damit alle Studierenden in Kontakt mit LGBTQ-Personen kommen.
- Laden Sie Fachleute zu Vorträgen und/oder Podiumsdiskussionen ein, um über LGBTQ-Gesundheitsthemen und –Gesundheitsprobleme zu informieren.
- Lehren und evaluieren Sie effektive Kommunikationsstrategien.
- Arbeiten Sie mit Fallbeispielen und Simulationen, an denen sich LGBTQ-Personen beteiligen.
- Diskutieren Sie mit den Studierenden über Ressourcen, die LGBTQ-Personen zur Verfügung stehen.
- Bieten Sie ein Seminar oder eine reflektierende Gesprächsrunde über bewusste und unbewusste Vorurteile an.
- Orientieren Sie Ihre Aktivitäten am Konzept der sozialen Gerechtigkeit und der Entwicklung kultureller Kompetenz.

Kasten 19-3: Empfehlungen für das Pflegestudium („graduate education")

- Evaluieren Sie das aktuelle Curriculum und führen Sie eine Gap-Analyse durch.
- Widmen Sie einige Vorlesungen Themen und Inhalten, die speziell mit der gesundheitlichen Versorgung und Pflege von LGBTQ-Menschen und anderen vulnerablen Gruppen zu tun haben.
  - Achten Sie darauf, dass die Inhalte auch trans Menschen berücksichtigen.
- Informieren Sie in den Vorlesungen über LGBTQ-spezifische Gesundheitsprobleme, Gesundheitsrisiken und Gesundheitsförderung.
- Laden Sie Fachleute zu Vorträgen oder Podiumsdiskussionen mit LGBTQ-Personen ein, die über ihre Erfahrungen mit der Gesundheitsversorgung und mit Anbietern von Gesundheitsdienstleistungen berichten können.
- Lehren Sie wirksame Kommunikationsstrategien und sorgen Sie für eine sichere und inklusive Umgebung.

- Beziehen Sie evidenzbasierte Praktiken und Forschungen über LGBTQ-Gesundheit und –Pflege in die Vorlesungen und praktischen Aufgaben ein.
- Informieren Sie die Studierenden über Ressourcen, die LGBTQ-Personen und spezialisierten Pflegefachpersonen zur Verfügung stehen.
- Setzen Sie klinische Simulationen mit standardisierten Fällen ein und engagieren Sie zur Darstellung von LGBTQ-Menschen schauspielerisch ausgebildete Personen.

19.3 Berufliche Fort- und Weiterbildung

Der Pflegeberuf verlangt von den Fachkräften, ihre Kenntnisse und Fertigkeiten stets auf dem neuesten Stand zu halten und ihr Verhalten dem jeweiligen Praxissetting und den Zulassungsbedingungen anzupassen. Viele überregionale Pflegeverbände, z.B. die American Nurses Association (2018), betonen den hohen Stellenwert von lebenslangem Lernen und beruflicher Kompetenz. Es gibt für beruflich Pflegende zahlreiche, ihren unterschiedlichen Bedürfnissen entsprechende Fort- und Weiterbildungsmöglichkeiten. Die Einrichtungen können interdisziplinäre Fachkonferenzen ausrichten, Webinare oder asynchrones Lernen anbieten sowie Lesekreise und Konferenzen organisieren. Entscheidend wichtig ist, dass bei der Planung solcher Fortbildungen, etwa von Konferenzen, neben allgemeinen Pflegethemen immer auch LGBTQ-spezifische Themen aufgegriffen werden.

Einige Organisationen, z.B. die Human Rights Campaign (HRC) und das National LGBTQIA+ Health Education Center, bieten Fachkräften in Gesundheitsberufen, die an einer Weiterbildungsmaßnahme interessiert sind, zinslose Darlehen an. Solche Weiterbildungen können das Wissen praktizierender Pflegefachpersonen verbessern und ihnen den Pflegealltag erleichtern. In der Lehre und in der Erwachsenenbildung tätige Fachkräfte können ihre Ressourcen für eine qualitative Meinungsumfrage (sounding board) nutzen und dann Weiterbildungen planen, die auf die Bedürfnisse der Einrichtung zugeschnitten sind.

19.4 LGBTQ-spezifische kulturelle Kompetenz lehren

- Der Erwerb kultureller Kompetenz ist inzwischen eine Schlüsselkomponente in der Ausbildung und Weiterbildung von Gesundheitsfachkräften.
  - Synonyme für diesen Begriff sind: Diversity-Training, kulturelles Sensibilitätstraining, multikulturelle Workshops.

- Unter kultureller Kompetenz versteht man meist ein Set bestimmter Verhaltensweisen, Kenntnisse, innerer Haltungen und Verfahren, die zur praktischen Arbeit in interkulturellen Situationen befähigen.
  - Ziel des kulturellen Kompetenztrainings ist der Erwerb von Wissen und Fertigkeiten, die gebraucht werden, um mit unterschiedlichen kulturellen Gruppen effektiv interagieren zu können.
- Das LGBTQ-spezifische kulturelle Kompetenztraining wurde entwickelt und implementiert mit dem Ziel, die Gesundheitsversorgung und Sozialbetreuung der LGBT-Population zu verbessern.
- Lerninhalte und Unterrichtsmaterial müssen regelmäßig auf den neuesten Stand gebracht werden, damit sie der aktuellen Gesundheitspolitik und Gesetzeslage, den aktuellen LGBTQ-Statistiken und Empfehlungen sowie dem derzeitigen Forschungsstand entsprechen. [Ausführliche Hinweise zur Vermittlung transkultureller und transkategorialer Kompetenz finden sich in dem Lehrbuch von Domenig (2021), Anm. d. Lek.].

Lerntheorie für die Erwachsenenbildung (Adult Learning Theory)

Dabei handelt es sich um eine Kritische Theorie zur Entwicklung eines für klinische Pflegefachpersonen geeigneten Schulungsprogramms.

- Erwachsene lernen anders als Kinder, die gewöhnlich für eine Prüfung lernen.
- Erwachsene sind oft intrinsisch motiviert.
- Erwachsene kommen mit einer ausgeprägten Selbstwahrnehmung zum Unterricht, sie verfügen über eine Wissensbasis, haben feste Überzeugungen und Wertvorstellungen und ihren persönlichen Stil.
- Erwachsene wehren sich oft gegen Wissen, das ihnen aufgedrängt wird.
  - Beim LGBTQ-spezifischen kulturellen Kompetenztraining ist zu berücksichtigen, woher die Pflegefachpersonen kommen und wie sich die Lerninhalte auf ihre Pflegetätigkeit auswirken.
  - Pflegefachpersonen wollen Dinge lernen, die für ihre Arbeit relevant sind und sich unmittelbar auf ihre Rolle als Pflegende auswirken.
  - Wer Pflegefachpersonen unterrichtet, soll anhand von Beispielen aus ihrem Arbeitsbereich und ihrem Gesundheitssetting aufzeigen, wie diese Fälle zum generellen Auftrag und zu den Grundsätzen des Krankenhauses passen.

Pflegelehrkräfte und in der beruflichen Weiterbildung tätige Fachleute sind verpflichtet, angehende Pflegefachpersonen und alle, die an ihren Kursen teilnehmen, zu qualifizieren, damit sie die diversen Gesundheitsbedürfnisse der LGBTQ-

Community erfüllen können. LGBTQ-Themen sind Querschnittsthemen, die in allen Pflegecurricula und Schulungsprogrammen vorkommen müssen. Studien haben belegt, dass sich Pflegefachpersonen, die Menschen kennengelernt haben, die sich als LGBTQ bezeichnen, im Umgang mit ihnen sicherer fühlen und mehr Vertrauen in ihre klinischen Fertigkeiten entwickeln. In der Pflegeausbildung wurde es bislang versäumt, LGBTQ-Inhalte zu lehren – andere Gesundheitsberufe sind in diesem Punkt längst weiter. Dieses Kapitel ist ein Aufruf zum Handeln! Fort- und Weiterbildung ist ein Herzstück der Pflege und entscheidend wichtig, um sicherzustellen, dass LGBTQ-Personen so kulturkompetent versorgt werden, wie es ihnen zusteht.

Fast Facts

Bis zu 80 % der praktizierenden Pflegefachpersonen haben weder eine Weiterbildung noch eine Schulung absolviert, die sie für die Pflege von LGBTQ-Personen qualifiziert hätte. Etwa 30 % der Pflegefachpersonen geben an, sich beim Umgang mit ihnen unsicher oder unwohl zu fühlen. Interaktives Lernen mithilfe von Rollenspielen, Simulation und praktischen klinischen Aufgaben bietet angehenden Pflegefachpersonen Gelegenheit, ihre praktischen Fertigkeiten und die Pflege der LGBTQ-Population zu verbessern.
Häufigere Begegnungen mit LGBTQ-Menschen und bessere Kenntnisse verhelfen Pflegefachpersonen zu einer anderen Haltung und zu mehr Sicherheit im Umgang mit diesem Personenkreis.

19.5 Literatur

American Nurses Association. (2018). *Nursing advocacy for LGBTQ+ populations*. Available from https://www.nursingworld.org/~49866e/globalassets/practiceandpolicy/ethics/nursing-advocacy-for-lgbtq-populations.pdf

de Guzman, F.L.M., Moukoulou, L.N.N., Scott, L.D. & Zerwic, J.J. (2018). LGBT inclusivity in health assessment textbooks. *Journal of Professional Nursing, 34*(6), 483–487. https://doi.org/10.1016/j.profnurs.2018.03.001

Domenig, D. (Hrsg.). (2021). *Transkulturelle und transkategoriale Kompetenz. Lehrbuch zum Umgang mit Vielfalt, Verschiedenheit und Diversity in der Pflege*. (3. Aufl.). Hogrefe.

Englund, H., Basler, J. & Meine, K. (2019). Using simulation to improve students' proficiency in taking the sexual history of patients identifying as LGBTQ: A pilot study. *Clinical Simulation in Nursing, 37*, 1–4. https://doi.org/10.1016/j.ecns.2019.07.007

Orgel, H. (2017). Improving LGBT cultural competence in nursing students: An integrative review. *The ABNF Journal, 28*(1), 14–18.

Smith, P. & Fitzwater, J. (2017, July 13–15). *Incorporating lesbian, gay, bisexual, and transgender (LGBT) health concepts into nursing curricula: What nursing faculty should know* [Faculty Presentations]. Nurse Educator's Conference in the Rockies, Breckenridge, USA. Available from https://digitalcommons.linfield.edu/nursfac_pres/2

Traister, T. (2022). *Fast Facts about LGBTQ+ Care for Nurses*. Springer Publishing Company.

Weiterführende Literatur

Caboral-Stevens, M., Rosario-Sim, M. & Lovence, K. (2018). Cultural Competence of Nursing Faculty of the LGBT Population. *Nursing and Primary Care, 2*(3), 1–4. https://doi.org/10.33425/2639-9474.1063

Kroning, M. (2018). Lesbian, gay, bisexual, and transgender education in nursing. *Nurse Educator, 43*(1), 41. https://doi.org/10.1097/NNE.0000000000000429

Anhang

Autor:innenverzeichnis

Tyler Traister, DNP, RN-BC, NE-BC, CNE, OCN, CHPN, CTN-A, NPD-BC ist Professor für Pflegewissenschaft an der University of Pittsburgh und arbeitet als klinische Pflegefachperson für die UPMC Health Systems in Pittsburgh, Pennsylvanien. Schwerpunkt seiner wissenschaftlichen und praktischen Tätigkeit ist die Verbesserung der Gesundheit und Lebenszufriedenheit von LGBTQ-Menschen. Er ist zudem anerkannter klinischer Experte für LGBTQ-Gesundheit. Er hat sein Promotionsstudium an der Carlow University absolviert und seine Doktorarbeit über LGBTQ-bezogene kulturelle Kompetenz geschrieben. Sie wurde veröffentlicht und auf zahlreichen regionalen und überregionalen Konferenzen präsentiert. Sein Ziel ist es, die im Gesundheitswesen und in der Pflege übliche binäre Geschlechterordnung und Heteronormativität aufzubrechen. Er wurde für seinen Einsatz für Diversität und Inklusion mehrfach ausgezeichnet.

Dr. Traister hat als Pflegefachperson auf medizinisch-chirurgischen Stationen und in der Onkologie gearbeitet, war aber auch als Pflegedienstleiter, Praxisanleiter und Hochschullehrer tätig. Er hat sechs Zusatzausbildungen absolviert und ist diplomierte Pflegefachperson für medizinisch-chirurgische Pflege, Pflegemanagement, onkologische Pflege, Hospiz-Pflege und Palliative Care, diplomierter Pflegeausbilder sowie Fachmann für transkulturelle Pflege und für die Weiterentwicklung des Pflegeberufs.

Deutsche Herausgeber:innen

Prof. Dr. Andreas Pfister, geb. 1978, Erziehungswissenschaftler/Sozialpädagoge, ist Co-Leiter des Instituts für Public Health und Professor für Public Health an der ZHAW Zürcher Hochschule für Angewandte Wissenschaften, Departement Gesundheit, in Winterthur (Schweiz). Er forscht und lehrt u. a. zu chancengerechter Prävention und Gesundheitsförderung, Diversität und Intersektionalität und

Gesundheit von LGBTQ+-Personen. Für dieses Buch verfasste er zusammen mit Prof. Dr. Paula Krüger (Hochschule Luzern – Soziale Arbeit, Schweiz) den Beitrag „Gesundheitliche Situation von LGBTQ+-Personen in der Schweiz". ORCID: https://orcid.org/0000-0002-9242-8260
Kontakt: andreas.pfister@zhaw.ch; https://www.zhaw.ch/de/ueber-uns/person/pand/

Dr. rer. cur. Kathrin Kürsten, Altenpflegefachkraft, Pflegemanagerin (M.A.) aktuell Lehrkraft für besondere Aufgaben im Fachbereich Gesundheitswesen an der Katholischen Hochschule Nordrhein-Westfalen, Abteilung Köln. Kathrin Kürsten promovierte in der Pflegewissenschaft zum Thema gelingendes Alter(n) queerer Menschen an der Vinzenz Pallotti University in Vallendar. Für dieses Buch verfasste sie den Exkurs „Die Entwicklung des Paragraphen 175". ORCID: https://orcid.org/0009-0001-4164-3796
Kontakt: k.kuersten@katho-nrw.de

Prof. Dr. rer. cur. Roland Brühe ist Professor für Pflegepädagogik an der Katholischen Hochschule Nordrhein-Westfalen (Fachbereich Gesundheitswesen) in Köln. Als Pflegedidaktiker bildet er Pflegelehrende für den Bereich der Pflegeausbildung und -weiterbildung aus. Seine eigenen klinischen Erfahrungen als Krankenpfleger sammelte er in den 1980er und 1990er Jahren – vor allem im Bereich der Pflege von Menschen mit HIV und AIDS. Er arbeitete darüber hinaus als Praxisanleiter und Lehrer für Pflegeberufe. Roland Brühe studierte Pflegepädagogik in Köln und Pflegewissenschaft in Vallendar, wo er auch mit einer Arbeit im Bereich Pflegebildungsforschung promovierte. ORCID: https://orcid.org/0000-0002-7113-4597
Kontakt: r.bruehe@katho-nrw.de; http://rolandbruehe.de

Sachwortverzeichnis